essentials

Andrea Lübken · Matthias Wiemer

Salutogene Kommunikation für Gesundheitsberufe

Praxis der gesundheitsfördernden Gesprächsgestaltung

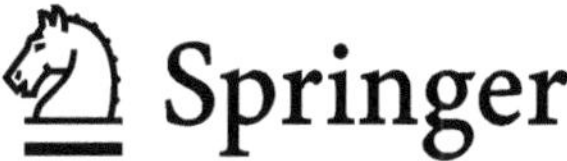

Andrea Lübken
Meppen, Deutschland

Matthias Wiemer
Meppen, Deutschland

ISSN 2197-6708 ISSN 2197-6716 (electronic)
essentials
ISBN 978-3-662-73173-4 ISBN 978-3-662-73174-1 (eBook)
https://doi.org/10.1007/978-3-662-73174-1

Die Deutsche Nationalbibliothek verzeichnet diese Publikation in der Deutschen Nationalbibliografie; detaillierte bibliografische Daten sind im Internet über https://portal.dnb.de abrufbar.

Springer ist ein Imprint der eingetragenen Gesellschaft Springer-Verlag GmbH, DE und ist ein Teil von Springer Nature.
Die Anschrift der Gesellschaft ist: Heidelberger Platz 3, 14197 Berlin, Germany

Was Sie in diesem *essential* finden können

- Eine Einführung in die Grundlagen salutogener und hypnosystemischer Kommunikation im medizinischen Alltag.
- Eine praxisorientierte Darstellung, wie Sprache Motivation, Selbstwirksamkeit und Resilienz stärkt.
- Konkrete Methoden für verständliche, respektvolle und ressourcenorientierte Gesprächsführung.
- Beispiele für den Umgang mit Krisensituationen, Entscheidungsprozessen und Widerstand in der Kommunikation.
- Impulse, wie salutogene Kommunikation zur Grundlage einer gesundheitsfördernden Organisations- und Teamkultur wird.

Vorwort

Gesundheitsfördernde Kommunikation ist mehr als die Summe einzelner Gesprächstechniken. Sie ist Ausdruck einer Haltung, die den Menschen in den Mittelpunkt stellt und Sprache als Wirkfaktor begreift. In jedem Satz, in jeder Frage und in jedem Schweigen entscheidet sich, ob Vertrauen wächst oder Unsicherheit entsteht, ob Belastung verstärkt oder Handlungsfähigkeit eröffnet wird. Kommunikation ist damit nicht nur Begleitung medizinischer Maßnahmen, sondern ein Teil der Versorgung selbst.

Die salutogene Perspektive macht deutlich, dass Sprache immer drei Ebenen berührt: Sie kann Orientierung schaffen und damit Verstehbarkeit fördern, sie kann Handlungsspielräume eröffnen und damit Handhabbarkeit stärken, und sie kann Sinn sichtbar machen, wo er im Alltag leicht verloren geht. Wenn diese drei Dimensionen in Gesprächen lebendig werden, entsteht eine Qualität von Beziehung, die Heilung unterstützt, auch wenn keine Heilung im engeren Sinne möglich ist. Gerade in der Begleitung am Lebensende zeigt sich, wie sehr Worte Würde sichern, Orientierung geben und Beziehung tragen können, selbst wenn medizinische Optionen begrenzt sind.

Im Gesundheitswesen herrscht oft Zeitdruck, doch gerade in kurzen Kontaktmomenten entscheidet sich, wie Menschen ihre Situation erleben. Ein Gruß, eine Erklärung, eine wertschätzende Bemerkung oder ein bewusst gesetztes Schweigen können stärker wirken als eine ausführliche Erklärung, die ohne Bezug bleibt. Kommunikation entfaltet ihre Kraft nicht durch Länge, sondern durch Bewusstheit. Mit diesem Buch möchten wir einladen, Sprache als Grundlage einer Kultur zu entdecken, die getragen ist von Respekt, Vertrauen und Sinn. Die folgenden Kapitel zeigen, wie Kommunikation zur Ressource werden kann, die Patient*innen stärkt, Teams verbindet und das Gesundheitswesen menschlicher macht.

Jede Begegnung zählt. In jedem Wort liegt die Möglichkeit, Gesundheit zu fördern und Würde zu bewahren. Oder anders ausgedrückt: Worte schaffen Wirklichkeit!

Meppen, Deutschland   Andrea Lübken
Matthias Wiemer

Inhaltsverzeichnis

Über die Autoren

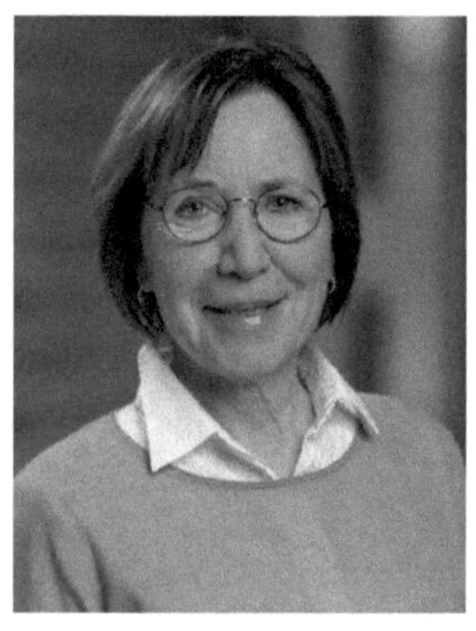

Andrea Lübken verfügt über mehr als 25 Jahre Erfahrung im Gesundheits- und Sozialwesen und ist in der Fort- und Weiterbildung von Fachkräften tätig. Sie plant und organisiert Schulungen in den Bereichen Gesundheit und Soziales und verbindet dabei wirtschaftliches Denken mit praxisnaher Wissensvermittlung. Ihre Arbeit ist dabei durch ein Verständnis von Kommunikation als wesentlichem Wirkfaktor im professionellen Handeln geprägt.

Als Senior-Lehrtherapeutin leitete sie ein Kurszentrum für die Bobath-Therapie im Bereich der Kindertherapie. Ihre umfangreiche Erfahrung in Neurologie und Pädiatrie floss insbesondere in die Anwendung und Weiterentwicklung des Bobath-Konzepts ein. Zudem leitete sie eine praxisintegrierte Lehr- und Lernstruktur zur Behandlung von Kindern, in der fachliches Handeln, Beziehungsgestaltung und Kommunikation eng miteinander verbunden waren.

Seit vielen Jahren ist sie als Dozentin tätig. Im Umgang mit neuen Technologien wie Künstlicher Intelligenz und Unterstützter Kommunikation setzt sie sich mit deren Bedeutung für Kommunikation, Orientierung und Handlungssicherheit im Gesundheitswesen auseinander. Am Campus Ludmillenstift in Meppen hat sie als Fachbereichsleitung Physiotherapie die Verantwortung für die Aus-, Fort- und Weiterbildung.

Dr. Matthias Wiemer hat einen beeindruckenden Weg vom Ingenieur zum Vorstand einer Aktiengesellschaft durchlaufen. In über 30 Jahren Führungsarbeit in mittelständischen Industrieunternehmen und Konzernen konnte er umfassende Erfahrungen in verschiedenen Unternehmensstrukturen sammeln. Dabei hat er zahlreiche Erfolge gefeiert und wertvolle Lektionen aus eigenen Fehlern gelernt.

Im Mittelpunkt seiner Tätigkeit standen stets die Menschen und der gesunde Menschenverstand, was ihn dazu bewegte, sich intensiv mit den Methoden der hypno-systemischen Beratung und des Coachings auseinanderzusetzen. Heute unterstützt Dr. Wiemer Unternehmen bei strategischen Fragen und begleitet Menschen auf ihrem persönlichen und beruflichen Weg.

Mit dem Aufkommen von KI und neuen Technologien wie dem Internet der Dinge (IoT) steht unsere Arbeitswelt vor tiefgreifenden Veränderungen. Dr. Wiemer hilft Unternehmen, diese Transformation technologisch und kulturell zu gestalten, indem er auf lösungsorientiertes Handeln und echten Dialog setzt. Neue Arbeitskulturen, Kommunikationsformen und Führungsstile sind entscheidend, um die Potenziale dieser Technologien erfolgreich zu nutzen und gleichzeitig die Menschen mitzunehmen.

Salutogene Haltung in der Kommunikation

1

1.1 Vom Behandeln zum Begegnen

Kommunikation gehört zum Alltag medizinisch Tätiger wie Anamnese und Diagnostik. Sie strukturiert Visiten, prägt Beratungssituationen und bildet die Grundlage für die Zusammenarbeit im Team. Und doch bleibt ihre Bedeutung für Gesundheit und Genesung häufig unterschätzt. Die Art, wie gesprochen wird, beeinflusst das, was passiert. Sie wirkt auf Beziehung, Wahrnehmung, Entscheidungen und Verhalten. Kommunikation ist deshalb nicht nur ein Mittel der Informationsvermittlung, sondern selbst ein therapeutischer Faktor.

Im klinischen Alltag sind Gespräche oft von Zeitnot, funktionalen Abläufen und einer defizitorientierten Perspektive geprägt. In diesem Kontext erscheint Kommunikation als Werkzeug, um möglichst effizient zu informieren, zu dokumentieren oder anzuweisen. Die zwischenmenschliche Dimension, die Frage nach Haltung und Wirkung, rückt dabei leicht in den Hintergrund. Doch genau sie entscheidet darüber, ob das Gegenüber sich gesehen, verstanden und sicher fühlt.

Ein Perspektivwechsel beginnt bei der Sprache. Die Worte, mit denen medizinisches Personal spricht, spiegeln häufig ein Denken, das auf Krankheit, Defizite und Risiken ausgerichtet ist. In einem solchen Verständnis ist das Ziel, Störungen zu identifizieren, Gefahren zu benennen und Handlungsanweisungen zu geben. Es ist ein Denken, das auf Kontrolle setzt und wenig Raum für Individualität oder Deutungsoffenheit lässt. Dabei wird oft übersehen, dass gerade Deutungsräume Einfluss auf Vertrauen und Mitgestaltung haben. Wer so spricht, behandelt. Wer anders spricht, begegnet.

Diese Unterscheidung berührt mehr als nur die Wortwahl, sie zielt auf das grundlegende Verständnis von Beziehung und Wirkung. Denn Begegnung geschieht

© Der/die Autor(en), exklusiv lizenziert an Springer-Verlag GmbH, DE, ein Teil von Springer Nature 2026
A. Lübken, M. Wiemer, *Salutogene Kommunikation für Gesundheitsberufe*, essentials, https://doi.org/10.1007/978-3-662-73174-1_1

1

dort, wo Sprache nicht nur informiert, sondern verbindet, wo sie nicht nur beschreibt, sondern Resonanz erzeugt. Genau hier setzt die hypnosystemische Perspektive an. Sie betrachtet Sprache als aktiven Mitgestalter von Erleben und macht deutlich, dass Menschen nicht auf Inhalte reagieren, sondern auf Bedeutungszuschreibungen – bewusst und unbewusst. Eine Begegnungssprache öffnet deshalb Perspektiven für Sicherheit, Sinn und Wahlfreiheit. Sie schafft Anschluss, bevor sie Orientierung bietet, und ermöglicht Beteiligung, bevor sie Entscheidungen einfordert. In diesem Verständnis ist Kommunikation kein technisches Mittel, sondern eine Form von Beziehungsgestaltung und damit ein wesentlicher Wirkfaktor im therapeutischen Alltag.

Begegnen bedeutet, Menschen in ihrer jeweiligen Lebenssituation ernst zu nehmen. Es heißt, nicht nur Symptome, sondern auch Kontexte und subjektive Wirklichkeiten wahrzunehmen. Eine Sprache der Begegnung stellt Beziehung vor Funktion. Sie erkennt an, dass medizinische Fachpersonen in jedem Gespräch auch mit Unsicherheiten, Ängsten, Hoffnungen und Deutungsmustern konfrontiert sind. Sie sucht nach Anschlussfähigkeit und stellt eine Verbindung her, bevor sie Inhalte vermittelt.

Einige dieser Beobachtungen lassen sich mit Blick auf die hypnosystemische Perspektive präzisieren. Dieses Konzept integriert Erkenntnisse aus der Hypnotherapie und der systemischen Beratung und betont, dass Erleben nicht objektiv gegeben, sondern durch Sprache und Kontext aktiv mitgestaltet wird (Schmidt 2024). Menschen in belastenden Situationen, wie etwa in medizinischen Kontexten, befinden sich häufig in einem Zustand erhöhter innerer Fokussierung. In dieser sogenannten Alltagstrance wirken Worte besonders intensiv, oft auch unterhalb der bewussten Wahrnehmung. Die hypnosystemische Sicht lenkt daher den Blick auf die Wirkung von Sprache als Intervention – und nicht nur als Information.

Aussagen wie „Das ist jetzt kritisch" oder „Sie sind ein Risikofall" können innere Bilder erzeugen, die Angst verstärken oder das Vertrauen in eigene Fähigkeiten untergraben. Sprache wirkt in solchen Momenten wie eine Suggestion. Was gesagt wird, prägt das Erleben. Umso bedeutsamer ist eine Kommunikation, die Sicherheit stärkt, Orientierung bietet und Möglichkeiten eröffnet.

Diese Perspektive verändert die Rolle der sprechenden Person. Aus der fachlich informierenden Instanz wird eine interaktiv agierende Begleitung. Anstelle linearer Aufklärung tritt ein Prozess, in dem gegenseitiges Verstehen, aktive Beteiligung und emotionaler Bezug möglich werden. Es geht nicht nur darum, etwas zu erklären, sondern auch darum, verstanden zu werden und Resonanz zu schaffen. Das Gespräch wird zur gemeinsamen Navigation durch oft komplexe Situationen.

In der Praxis bedeutet das: Wer heilsam kommunizieren will, achtet auf Tonfall, Blickkontakt, Pausen und Formulierungen. Es geht um mehr als sprachliche Höflichkeit. Studien zeigen, dass Vertrauen, Adhärenz und Behandlungserfolg eng mit der Qualität der Kommunikation zusammenhängen. Eine klare, empathische und strukturierte Sprache kann Belastung reduzieren, Orientierung geben und Motivation fördern. Besonders in schwierigen Gesprächen etwa bei kritischen Diagnosen oder komplexen Therapieentscheidungen ist sie ein wesentlicher Wirkfaktor.

Die hypnosystemische Kommunikation betont in diesem Zusammenhang die suggestive Kraft einzelner Worte. Was gesagt wird, kann als Einladung zu Sicherheit und Handlungsfähigkeit wirken oder als Auslöser für Ohnmacht. Selbst scheinbar harmlose Formulierungen können Nocebo-Effekte erzeugen, wenn sie unbewusst Ängste aktivieren. Eine Sprache, die an Ressourcen anknüpft und die innere Wahlfreiheit stärkt, wird so zu einem Mittel mit therapeutischer Wirksamkeit.

Dabei wirkt Kommunikation auf mehreren Ebenen: Kognitiv, emotional und atmosphärisch. Kognitiv geht es um das, was verstanden wird. Emotional um das, was empfunden wird. Atmosphärisch um das, was zwischen den Beteiligten spürbar ist. Gesundheitsfördernde Kommunikation berücksichtigt alle drei Ebenen. Sie bemüht sich um Verständlichkeit, emotionale Anbindung und stimmige Präsenz.

Das bedeutet nicht, jedes Gespräch muss perfekt verlaufen. Vielmehr geht es um eine Haltung der Aufmerksamkeit und des Respekts. Wer zuhört, bevor er spricht, wer fragt, bevor er erklärt, und wer auf Beziehung achtet, bevor er eine Entscheidung verlangt, verändert die Gesprächskultur. Er oder sie schafft die Grundlage dafür, dass Kommunikation nicht nur Mittel zum Zweck ist, sondern selbst zur Intervention wird.

In einer zunehmend komplexen und fragmentierten Versorgungsrealität ist das keine Nebensache. Patient*innen stehen oft unter hohem Stress, erleben Kontrollverlust und sind auf Orientierung angewiesen. Gleichzeitig sind auch medizinisch Tätige vielfach belastet und unter Zeitdruck. Umso wichtiger ist es, die Qualität der Sprache nicht dem Zufall zu überlassen. Wer die Wirkung der eigenen Kommunikation reflektiert und gestaltet, schafft einen Raum, in dem Gesundheit möglich wird, nicht nur beim Gegenüber, sondern auch bei sich selbst.

Diese Perspektive bildet den Ausgangspunkt für gesundheitsfördernde Kommunikation im medizinischen Alltag. Sie beschreibt Kommunikation nicht als Zusatzkompetenz, sondern als Kernaufgabe. Und sie lädt dazu ein, im gesprochenen Wort nicht nur Information, sondern auch Beziehung, Vertrauen und Sinn zu erkennen. Wer so spricht, stärkt und beginnt, anders zu begegnen.

1.2 Das Kohärenzgefühl verstehen

Gesundheit ist kein statischer Zustand, sondern ein dynamischer Prozess. Menschen bewegen sich im Verlauf ihres Lebens kontinuierlich entlang eines Spektrums zwischen Gesundheit und Krankheit. Dieses Verständnis bildet den Kern der Salutogenese, wie sie von Aaron Antonovsky entwickelt wurde (Antonovsky 1997). Statt die Ursachen von Krankheit in den Mittelpunkt zu stellen, fragt die salutogenetische Perspektive, was Menschen trotz Belastungen, Einschränkungen oder Diagnosen gesund hält.

Im Mittelpunkt dieses Modells steht das Kohärenzgefühl (Petzold 2022). Es beschreibt die grundlegende Fähigkeit und Haltung eines Menschen, das Leben als verstehbar, handhabbar und sinnvoll zu erleben. Dieses Gefühl beeinflusst maßgeblich, wie Herausforderungen bewältigt, Stress verarbeitet und gesundheitliche Anforderungen eingeordnet werden. Menschen mit einem ausgeprägten Kohärenzgefühl verfügen über innere Orientierung, erleben sich als wirksam und finden auch unter schwierigen Bedingungen Sinn.

Die von Petzold entwickelte „Salutogene Kommunikation" (Sarkom®) knüpft an dieses Konzept an und verbindet es mit der Konsistenztheorie von Grawe. Grawe (2004) betonte, dass Organismen nach Stimmigkeit zwischen innerem Erleben und äußeren Anforderungen streben, was er als Voraussetzung für psychische und physische Gesundheit verstand. Petzold beschreibt Salutogene Kommunikation als eine Gesprächsweise, die auf attraktive Gesundheitsziele ausgerichtet ist und Ressourcen erschließt, um deren Erreichung zu ermöglichen (Petzold 2024). Damit wird das Kohärenzgefühl nicht nur theoretisch beschrieben, sondern in der Kommunikation praktisch erfahrbar gemacht.

Das Kohärenzgefühl setzt sich aus drei wesentlichen Komponenten zusammen:
Verstehbarkeit meint die kognitive Dimension. Es geht darum, innere und äußere Reize als geordnet, erklärbar und konsistent wahrzunehmen. Wenn Menschen verstehen, was passiert, sei es im eigenen Körper, im Alltag oder in medizinischen Kontexten, entsteht eine Form von kognitiver Sicherheit. Informationen werden nicht als bedrohlich, sondern als strukturierend erlebt. In der Kommunikation bedeutet das: Wer nachvollziehbar und klar spricht, fördert das Gefühl von Orientierung und Kontrolle.

Handhabbarkeit bezieht sich auf die Überzeugung, dass ausreichend Ressourcen zur Verfügung stehen, um die Anforderungen zu bewältigen. Diese Ressourcen können materiell, sozial oder innerpsychisch sein. Entscheidend ist nicht das objektive Ausmaß, sondern das subjektive Zutrauen in die eigene Bewältigungskompetenz. Kommunikation, die dieses Zutrauen stärkt, trägt dazu bei, dass Menschen ihre Rolle als aktive Gestaltende ihres Gesundheitsprozesses annehmen können. Sie erleben sich nicht als ausgeliefert, sondern als selbstwirksam.

Sinnhaftigkeit ist die motivationale Komponente. Sie beschreibt die Erfahrung, dass das Leben trotz aller Anstrengung einen emotionalen und persönlichen Sinn hat. Dadurch erscheinen Herausforderungen nicht nur als Belastung, sondern als sinnvoller Teil eines größeren Zusammenhangs. Für die Kommunikation im medizinischen Alltag bedeutet das: Es reicht nicht, verständlich zu informieren und Ressourcen aufzuzeigen. Menschen benötigen auch eine Antwort auf die Frage, warum sich der Einsatz lohnt, warum sie durchhalten sollen oder was für sie auf dem Spiel steht.

Diese drei Komponenten wirken nicht unabhängig voneinander. Sie bedingen und verstärken sich gegenseitig. Eine Person, die versteht, was geschieht, kann leichter in Handlung kommen. Eine Person, die ihre Handlungsfähigkeit erlebt, ist motivierter, nach Sinn zu suchen. Und umgekehrt kann ein starker Sinnhorizont helfen, auch komplexe Informationen zu verarbeiten oder mit Unsicherheiten umzugehen. Kommunikation, die diese Zusammenhänge berücksichtigt, ist mehr als Aufklärung. Sie unterstützt Menschen dabei, einen inneren Kompass zu entwickeln, mit dem sie ihre Situation selbst einordnen und gestalten können.

Die hypnosystemische Perspektive erweitert dieses Verständnis, indem sie betont, dass Erleben nicht neutral geschieht, sondern durch Sprache und Kontext aktiv mitgestaltet wird. Der Mensch ist nicht nur Rezipient von Information, sondern gleichzeitig Mitgestalter seiner inneren Realität. Dies gilt besonders in belastenden Situationen, in denen ein erhöhter Fokus auf das eigene Erleben besteht. In der hypnosystemischen Theorie wird dies als Alltagstrance beschrieben. In diesem Zustand entfalten Worte eine besonders tiefe Wirkung – bewusst und unbewusst. Dadurch wird Kommunikation zu einem Prozess, der innere Suchbewegungen anstoßen und neue Bedeutungsmuster fördern kann.

Aus dieser Sicht ergibt sich eine klare Verbindung zwischen hypnosystemischer Kommunikation und dem Kohärenzgefühl. Indem Sprache den Fokus auf Anschlussfähigkeit, Wahlmöglichkeiten und vorhandene Ressourcen legt, stärkt sie die Handhabbarkeit. Indem sie klare Struktur bietet und die Perspektive des Gegenübers ernst nimmt, fördert sie Verstehbarkeit. Und indem sie sinnstiftende Deutungen anbietet, etwa durch Metaphern oder Zielbilder, öffnet sie den Raum für Sinnhaftigkeit. Die hypnosystemische Interaktion wird so zu einem Instrument, das gezielt auf die Stärkung dieser inneren Kohärenz ausgerichtet ist.

Dieses Gefühl von Stimmigkeit ist nicht statisch. Es entsteht im Verlauf des Lebens durch Erfahrungen, Beziehungsmuster und kulturelle Prägungen. Es lässt sich jedoch auch im Alltag beeinflussen. Studien zeigen, dass selbst kurze Interventionen – etwa ein verständlich formuliertes Gespräch, ein empathischer Blick oder ein gelungener Moment von Resonanz – das Kohärenzgefühl stärken können. In diesem Sinne ist Kommunikation ein Hebel, um Gesundheit zu ermöglichen, selbst wenn medizinisch keine vollständige Heilung in Aussicht steht.

Die Bedeutung einer inneren Ordnung zeigt sich besonders deutlich in Situationen, in denen Menschen mit Diagnosen, chronischen Erkrankungen oder komplexen Therapieentscheidungen konfrontiert sind. In solchen Momenten ist es entscheidend, ob sie sich orientieren können, sich als handlungsfähig erleben und in ihrem Weg einen Sinn erkennen. Eine gesundheitsfördernde Sprache nimmt diese drei Dimensionen gezielt in den Blick. Sie fragt nicht nur, ob etwas verstanden wurde, sondern auch, ob sich der oder die Betroffene kompetent fühlt und ob das Besprochene subjektiv Sinn ergibt.

Für medizinisch Tätige bedeutet das eine Erweiterung ihrer Rolle. Sie werden zu Begleitenden auf einem inneren Weg, der weit über die reine Wissensvermittlung hinausgeht. Dabei ist nicht entscheidend, wie viele Informationen gegeben werden, sondern wie diese vermittelt und erlebt werden. Kommunikation wird zu einem aktiven Beitrag zur Stärkung der inneren Ordnung, der Selbstwirksamkeit und des persönlichen Bedeutungsrahmens.

Das Kohärenzgefühl ist damit ein wichtiges Ziel, aber auch ein praktischer Kompass für gesundheitsfördernde Kommunikation. Wer Verstehbarkeit schafft, Handhabbarkeit stärkt und Sinnhaftigkeit ermöglicht, kommuniziert nicht nur effektiv, sondern auch heilsam. Dieses Verständnis bildet die Grundlage für die Haltung und die Methoden, die in den folgenden Abschnitten weiter vertieft werden.

1.3   Salutogenese als Haltung

Salutogenese ist mehr als ein theoretisches Modell. Sie ist eine innere Haltung. Eine Grundorientierung, mit der Menschen sich selbst, andere und die Welt betrachten. Im medizinischen Alltag bedeutet diese Haltung einen bewussten Perspektivwechsel: Weg von einem primären Fokus auf Krankheit, Defizite und Risiken, hin zu einem aktiven Interesse an den gesundheitsfördernden Potenzialen, Ressourcen und Entwicklungsmöglichkeiten.

Diese Perspektive verändert die Interaktion grundlegend. Sie lenkt den Blick auf das, was Menschen trotz Belastung, Schmerz oder Einschränkung möglich ist. Sie fragt nicht ausschließlich, was fehlt oder falsch läuft, sondern ebenso, was trägt, was noch gelingt und wo Kraftquellen liegen. Dabei geht es nicht um Schönfärberei oder das Ausblenden von Leid. Es geht um eine gleichzeitige Sicht auf beides: Belastung und Bewältigung, Defizit und Fähigkeit, Schmerz und Sinn.

Die salutogene Grundhaltung zeigt sich in vielen kleinen Entscheidungen des Alltags. Sie beginnt bei der Art und Weise, wie eine Frage gestellt wird, wie über Symptome gesprochen oder wie auf emotionale Reaktionen reagiert wird. Wer die Haltung der Salutogenese einnimmt, stellt offene Fragen, interessiert sich für individuelle Lebenszusammenhänge und spricht in einer Sprache, die Optionen eröffnet. So kann selbst in kurzen Kontakten Orientierung und Hoffnung entstehen.

Ein wesentlicher Bestandteil dieser Haltung ist die Anerkennung der sogenannten Teilgesundheit. Das bedeutet, dass auch Menschen mit chronischer Erkrankung, Behinderung oder terminaler Diagnose gesunde, lebendige und kraftvolle Anteile haben. Diese Anteile verdienen Aufmerksamkeit. Sie sind die Basis für Selbstwirksamkeit, Selbstfürsorge und persönliche Gestaltungskraft. Wenn im Gespräch diese gesunden Anteile angesprochen und aktiviert werden, entsteht Resonanz. Menschen erleben sich nicht reduziert auf ihre Diagnose, sondern als ganze Personen mit Möglichkeiten.

In diesem Zusammenhang ergänzt die hypnosystemische Perspektive die salutogene Grundeinstellung auf besondere Weise. Sie betont, dass Erleben nicht einfach durch Inhalte ausgelöst wird, sondern durch die Art und Weise, wie Menschen sich in Beziehung zu diesen Inhalten setzen. Wirklich wirksam wird Sprache nicht durch das, was gesagt wird, sondern durch die Gestaltung des Bezugsrahmens, in dem es gesagt wird. Menschen reagieren weniger auf Fakten als auf Bedeutungszuschreibungen, bewusst und unbewusst. Besonders in Zuständen innerer Anspannung oder sogenannter Alltagstrance wirkt Gesagtes nicht nur rational, sondern auch emotional und körperlich. Die Hypnosystemik sensibilisiert deshalb für die Rolle der Kommunikation als beziehungsstiftende Gestaltungskraft: Sprache kann Sicherheit ermöglichen oder Unsicherheit verstärken, Wahlfreiheit fördern oder Ohnmacht erzeugen. Diese Sicht ist nicht nur ein methodischer Zugang, sondern Ausdruck einer inneren Ausrichtung, die davon ausgeht, dass Menschen aktiv an der Erzeugung ihres Erlebens beteiligt sind. Diese Haltung wirkt in jedem Gespräch, nicht nur in gezielten Interventionen, sondern in Blicken, Pausen und Formulierungen.

In ihrer gemeinsamen Ausrichtung unterstützen sich die salutogene und die hypnosystemische Haltung gegenseitig: Beide vertrauen auf Ressourcen, würdigen subjektives Erleben und gestalten Beziehung als Wirkfaktor. Die eine fragt nach dem, was gesund erhält. Die andere danach, wie Bedeutung entsteht. In Kombination entfalten sie besondere Kraft im Gespräch.

Diese Sichtweise hat konkrete kommunikative Folgen. Sie verändert das Vokabular, den Gesprächsverlauf und die Zielsetzung. So wird aus einer Frage wie „Was fehlt Ihnen?" eine Frage wie „Was hilft Ihnen?" oder „Was tut Ihnen gut?" Aus dem Satz „Das ist unheilbar" kann werden: „Es gibt zwar keine Heilung, aber vieles, was wir tun können, damit Sie gut leben können." Diese sprachlichen Verschiebungen sind nicht nur kosmetisch. Sie haben Wirkung auf das emotionale Erleben, auf die Handlungsspielräume und auf die Beziehung zwischen den Beteiligten.

Die Haltung der Salutogenese ist auch eine ethische. Sie basiert auf Respekt, auf dem Vertrauen in die Ressourcen des Gegenübers und auf der Überzeugung, dass jeder Mensch das Potenzial zur Entwicklung trägt, auch unter schwierigen Bedingungen. Sie nimmt Abschied von der Idee des rein reparativen Handelns und öffnet den Raum für eine begleitende, ermutigende und stimmungsbildende Medizin. Das gilt nicht nur für Ärzt*innen, sondern ebenso für Pflegende, Therapeut*innen, medizinisches Assistenzpersonal und alle weiteren kommunizierenden Berufsgruppen.

Für viele im Gesundheitswesen Tätige ist diese innere Ausrichtung nicht neu. Sie entspricht oft ihrer ursprünglichen Motivation, in diesem Berufsfeld zu arbeiten. Gleichzeitig zeigt der Alltag, dass es eine Herausforderung sein kann, die Bewusstheit dafür im System zu bewahren. Zeitdruck, Ökonomisierung, Personalmangel und bürokratische Abläufe stehen dem manchmal entgegen. Gerade deshalb ist es umso bedeutsamer, Salutogenese nicht nur als Konzept, sondern als persönliche Lebensorientierung zu verstehen. Sie kann Kraftquellen aktivieren und zur eigenen Resilienz beitragen.

Auch in der Teamkommunikation wirkt sich diese Haltung aus. Wer Kolleg*innen in ihren Kompetenzen und Entwicklungsmöglichkeiten sieht, statt nur auf Fehler oder Abweichungen zu schauen, fördert ein Arbeitsklima, das von gegenseitigem Vertrauen und konstruktivem Dialog geprägt ist. Salutogenese als Grundhaltung bezieht sich also nicht nur auf die Kommunikation mit Patient*innen sondern ebenso auf die interne Zusammenarbeit im medizinischen Alltag.

Ein bewusster Umgang mit sprachlichem Ausdruck kann dabei helfen, diese innere Ausrichtung zu pflegen und zu kultivieren. Sprache ist nicht nur Mittel zur Informationsübertragung, sondern auch Ausdruck innerer Überzeugungen. Wer sich selbst regelmäßig fragt, ob die eigene Sprache eher verengt oder öffnet, eher Angst macht oder ermutigt, kann salutogene Interaktionsprozesse aktiv gestalten. Die hypnosystemische Sichtweise liefert hierfür ein differenziertes Verständnis der Wirkung sprachlicher Muster und eröffnet damit einen weiteren Zugang, die salutogene Grundhaltung bewusst umzusetzen.

Salutogenese als Lebensorientierung bedeutet letztlich, immer wieder neu zu fragen: Was ist hier lebendig? Wo liegt ein Funke von Motivation, Verbindung oder Hoffnung? Und wie kann zwischenmenschlicher Austausch diesen Funken nähren? Diese Fragen sind keine Technik, sondern Ausdruck einer inneren Ausrichtung, die sich durch Übung, Selbstreflexion und Erfahrung vertiefen lässt. Sie bilden den Boden, auf dem gesundheitsfördernde Kommunikation im medizinischen Alltag wachsen kann.

Doch wie sieht eine solche Haltung im Alltag konkret aus? Welche kleinen, sprachlichen Impulse entfalten Wirkung, selbst unter Zeitdruck? Das folgende Kapitel zeigt erste Wege auf.

1.4 Neue Perspektiven für den Alltag

Gesundheitsfördernde Handeln beginnt nicht bei der Theorie, sondern im alltäglichen Tun. Wer mit Patient*innen, Bewohnern, Klienten oder Angehörigen spricht, prägt deren Erleben oft innerhalb weniger Sekunden. Dabei geht es nicht nur um Fachwissen, sondern um eine Sprache, die Wahlmöglichkeiten schafft, Hoffnung ermöglicht und Orientierung gibt. Besonders im medizinischen Alltag mit seinen hohen Anforderungen zeigt sich, wie viel Einfluss die Sprache auf das Empfinden von Verstehbarkeit, Handhabbarkeit und Sinnhaftigkeit hat.

Ein Element gesundheitsfördernder Kommunikation ist die bewusste Gestaltung von Mikrointerventionen. Das sind kleine, gezielte sprachliche Impulse, die eine große Wirksamkeit entfalten können. Eine Rückfrage, die zeigt, dass zugehört wurde. Eine Umformulierung, die das Handlungsvermögen in den Mittelpunkt stellt. Eine Pause, die Raum für Reflexion lässt. Diese Interventionen benötigen kein zusätzliches Zeitbudget. Sie basieren auf der bewussten Lenkung von Aufmerksamkeit und Sprache im bestehenden Kontakt.

Die hypnosystemische Perspektive betont, dass diese Mikrointerventionen besonders effektiv sind, wenn sie das Beziehungserleben aktiv mitgestalten. Es ist nicht der Inhalt allein, sondern die Art der Beziehung, die über Sprache hergestellt wird. Eine wohlwollende Formulierung kann dadurch nicht nur informieren, sondern auch neue Bedeutungsräume öffnen und das Kohärenzgefühl stärken.

Kleine Interventionen können helfen, den inneren Bezugsrahmen von Patient*innen oder Bewohner*innen zu erweitern. Wer beispielsweise nicht nur fragt „Was machen die Schmerzen heute?", sondern auch „Gab es heute etwas, das Ihnen gut getan hat?", sendet ein klares Signal: Gesundheit ist mehr als das Fehlen von Beschwerden. Diese Form der Sprache weckt Ressourcen, stärkt das Kohärenzgefühl und vermittelt das Gefühl, als ganze Person wahrgenommen zu werden.

Ein weiterer alltagsnaher Zugang ist die Nutzung von sprachlichen Metaphern. Metaphern können komplexe Zusammenhänge verständlich machen und gleichzeitig emotionalen Anklang erzeugen. So lässt sich etwa das Gefühl der Überforderung mit dem Bild einer vollen Wasserleitung beschreiben, die an einzelnen Stellen entlastet werden kann. Oder der Umgang mit einer chronischen Erkrankung als

Balanceakt auf einem schmalen Grat. Solche Bilder schaffen Verbindung und fördern die Verstehbarkeit.

Auch die Auswahl der sprachlichen Perspektive beeinflusst das Erleben. Aussagen wie „Sie müssen jetzt ganz stark sein" erzeugen oft Druck und das Gefühl von Alleinverantwortung. Dagegen kann eine Formulierung wie „Sie dürfen sich Zeit nehmen und wir schauen gemeinsam, wie es weitergeht" entlastend wirken und Vertrauen fördern. Gesundheitsfördernde Sprache eröffnet Wahlmöglichkeiten, wo zuvor Enge oder ein Gefühl des Kontrollverlustes erlebt wurde.

Die Orientierung an attraktiven Zielen statt an Defiziten ist ein weiteres Merkmal salutogen orientierter Gesprächsgestaltung. Statt zu fragen „Was möchten Sie vermeiden?", wird gefragt „Worauf möchten Sie hinarbeiten?". Diese sprachliche Ausrichtung unterstützt das Gefühl von Sinnhaftigkeit und lädt zur aktiven Mitgestaltung ein. Gerade in der Begleitung chronisch kranker oder belasteter Menschen ist diese Perspektivverschiebung entscheidend.

Wichtig ist, dass gesundheitsfördernde Kommunikation nicht nur für Gespräche mit Patient*innen relevant ist. Auch der kollegiale Dialog im Team profitiert von einer Sprache, die Potenziale sichtbar macht und individuelle Stärken in den Mittelpunkt stellt. Wer in Übergaben nicht nur Probleme, sondern auch positive Entwicklungen benennt, trägt zur Kohärenz im Team bei und stärkt die gemeinsame Handlungssicherheit.

Die Integration solcher Kommunikationsimpulse in den Alltag erfordert keine radikale Umstellung, sondern ein wachsames, reflexives Vorgehen. Eine hilfreiche Übung ist die Selbstbeobachtung: Welche Worte verwende ich häufig? Wie wirke ich mit meiner Sprache auf andere? Welche Botschaften sende ich unbeabsichtigt? Die Antworten auf diese Fragen bieten Ansatzpunkte für kleine Veränderungen mit großer Wirkung.

Ein Orientierungspunkt dabei kann die Frage sein: Eröffne ich mit meinen Worten mehr Möglichkeiten oder verenge ich den Raum? Diese Frage führt zu einer inneren Grundhaltung, die weniger bewertend und mehr erkundend ist. Sie erlaubt, auch in schwierigen Situationen Anschluss zu finden und stimmige Lösungsräume zu eröffnen.

Die Form der Gesprächsgestaltung wird so zu einem Instrument mit alltäglicher Wirksamkeit. Sie braucht keine großen Reden, sondern präzise, achtsame Sprache im Moment. Sie funktioniert in kurzen Kontakten ebenso wie in längeren Gesprächen. Ihr Erfolg bemisst sich nicht nur an messbaren Ergebnissen, sondern auch an erlebter Verbindung, Orientierung und innerer Beteiligung.

Durch die kontinuierliche Praxis können solche Perspektivwechsel zur Gewohnheit werden. Der Alltag im Gesundheitswesen bleibt dadurch nicht konfliktfrei, aber er wird gestaltbarer. Sprache wird zum Werkzeug, um die

Unübersichtlichkeit zu ordnen, das Komplexe verstehbar zu machen und das Belastende gemeinsam zu tragen. Gesundheitsfördernde Kommunikation zeigt sich damit als eine Haltung in Aktion, als konkret und alltagsnah.

1.5 Praxisbeispiel: Ein harter Satz und seine Wirkung

In der Visite schildert eine Patientin, sichtlich erschöpft, ihre Angst vor der nächsten Therapieeinheit. Der Arzt antwortet knapp: „Wenn Sie nicht mitmachen, bringt das Ganze nichts." Die Aussage bleibt unbeabsichtigt im Raum stehen. Die Patientin zieht sich spürbar zurück, nickt nur noch und beteiligt sich am Gespräch kaum. Später berichtet sie der Pflegekraft, sie fühle sich „unter Druck gesetzt" und „nicht ernst genommen".

Am nächsten Tag wählt dieselbe Ärztin einen anderen Einstieg: „Ich habe den Eindruck, das war gestern zu viel. Was brauchen Sie, damit wir den nächsten Schritt gemeinsam gehen können?" Die Patientin wirkt erleichtert und beginnt, ihre Sorgen zu schildern. Es entwickelt sich ein Gespräch, in dem beide Seiten realistische Möglichkeiten ausloten. Der Ton ist offen, das Gegenüber fühlt sich gesehen.

Das Beispiel zeigt: Ein Satz kann verbinden oder trennen. Kommunikation hat Wirkung – sie macht etwas mit uns. Besonders in belastenden Situationen entscheidet die Wortwahl darüber, ob Sicherheit, Vertrauen und Handlungsfähigkeit gefördert oder eingeschränkt werden.

Impuls: Reflexionshilfe zur eigenen Haltung
Diese kurzen Reflexionsfragen können helfen, das eigene Kommunikationsverhalten im Alltag bewusster wahrzunehmen:

- **Was sehe ich zuerst: Das Problem oder die Person?**
  Liegt Aufmerksamkeitsfokus auf Symptome, Defizite oder auf Möglichkeiten und Ressourcen?
- **Welche Botschaft steckt hinter meinen häufig genutzten Formulierungen?**
  Verstärken sie Kontrolle, Verunsicherung oder Zuversicht, Verbindung und Orientierung?

- **Eröffne ich Wahlmöglichkeiten oder suggeriere ich Alternativlosigkeit?**
  Welche Sprache verwende ich, wenn Entscheidungen anstehen?
- **Reagiert mein Gegenüber mit Rückzug oder mit Beteiligung?**
  Wie deute ich nonverbale Hinweise auf Überforderung oder Anschluss?
- **Wie spreche ich über Belastung, wie über Hoffnung?**
  Kommt beides vor? Oder dominiert eine Seite?

Anwendung

Diese Reflexionshilfe kann einzeln oder im Team genutzt werden, z. B. in Fallbesprechungen, Supervision oder zur Vorbereitung auf schwierige Gespräche.

Verständlich sprechen und Beziehung gestalten

2

2.1 Verständlich ist heilsam

Klare und einfache Sprache wird im medizinischen Alltag oft mit Rücksichtslosigkeit verwechselt, dabei ist Verständlichkeit ein Schlüssel, der zur Genesung beitragen kann. Patient*innen möchten wissen, was mit ihnen geschieht. Unverständliche Erklärungen, medizinischer Jargon oder ausweichende Formulierungen können dagegen Unsicherheit und Ängste verstärken. Manche fürchten, Klartext zu sprechen wirke hart oder taktlos. Doch das Gegenteil ist der Fall: Studien zeigen, dass ein Großteil der Patient*innen medizinische Informationen nur unvollständig aufnimmt oder falsch erinnert. Das liegt nicht an fehlendem Willen, sondern an der Komplexität unserer Sprache und der Stresssituation im Krankheitsfall.

Erschwerend kommt hinzu, dass im medizinischen Alltag oft erheblicher Zeit- und Leistungsdruck herrscht. Unter diesen Bedingungen verkürzen sich Gespräche, Informationen werden in routinierten Formeln oder Abkürzungen vermittelt und die Gefahr von Missverständnissen steigt. Stress beeinträchtigt nachweislich die Fähigkeit, Inhalte aufzunehmen und abzuspeichern. Das bedeutet: Gerade in Momenten knapper Zeit ist verständliche Sprache umso wichtiger, weil sie sicherstellt, dass wesentliche Botschaften überhaupt ankommen. Salutogene Kommunikation sieht darin keinen Widerspruch, sondern eine Chance. Wer trotz enger Taktung bewusst Klartext spricht und die Reaktion des Gegenübers überprüft, spart langfristig Zeit, weil weniger Rückfragen, Unsicherheiten oder Fehlentscheidungen entstehen. Ein Instrument, das hier besondere Bedeutung hat, ist die Teach-Back-Methode. Sie ermöglicht es, in wenigen Sätzen zu prüfen, ob die Information tatsächlich verstanden wurde, und kompensiert so die Belastungen des engen Arbeitsrhythmus.

© Der/die Autor(en), exklusiv lizenziert an Springer-Verlag GmbH, DE, ein Teil von Springer Nature 2026
A. Lübken, M. Wiemer, *Salutogene Kommunikation für Gesundheitsberufe*, essentials, https://doi.org/10.1007/978-3-662-73174-1_2

13

Gerade deshalb gilt: Wenn Botschaften im Fachjargon vermittelt werden, gehen sie im Zweifel am Gegenüber vorbei. Missverständnisse und fehlende Rückfragen haben direkte Konsequenzen: Wer Anweisungen nicht versteht, kann sie nicht befolgen. Wer seine Diagnose nicht einordnen kann, bleibt im Ungewissen und erlebt Verzweiflung statt Zuversicht. Zudem scheuen sich viele Menschen, Unklarheiten anzusprechen. Aus Angst, „dumm" dazustehen oder die Fachkraft zu verärgern, nicken sie lieber, obwohl sie eigentlich Fragen hätten. Diese Zurückhaltung bedeutet: Die Verantwortung für Verständlichkeit liegt umso mehr bei den Profis. Es reicht nicht, Informationen nur korrekt zu vermitteln; sie müssen so vermittelt werden, dass sie wirklich ankommen.

Verständliche Sprache ist also keine Frage mangelnder Professionalität, sondern ein Akt der Fürsorge. Gesundheitskompetenz (Health Literacy) bedeutet, dass Patient*innen die für sie wichtigen Informationen finden, verstehen und anwenden können. Medizinisch Tätige können diese Gesundheitskompetenz stärken, indem sie komplizierte Inhalte in eine alltagstaugliche Sprache überführen. Das heißt: Sachverhalte auf den Punkt bringen, ohne Umschweife und dennoch empathisch. Anstatt z. B. nur die Fachbezeichnung einer Krankheit zu nennen, sollte sie in einfache Begriffe übersetzt oder direkt erklärt werden („gutartige Geschwulst" statt „benigner Tumor"). Dieses Vorgehen ist kein Herunterbrechen auf Kindsniveau, sondern ein Anpassen an die Lebenswelt des Gegenübers. Es signalisiert Respekt: Man nimmt die andere Person ernst genug, um auf Augenhöhe und verständlich zu kommunizieren.

Dies schließt auch die kultursensible Kommunikation ein die aktiv anerkennt, dass Krankheit Schmerz oder Therapieentscheidungen in unterschiedlichen Kulturen und Lebenswelten andere Bedeutungen haben. Verständlichkeit ist demnach nicht nur eine Frage der Sprache, sondern auch des kulturellen Kontextes zum Beispiel in Bezug auf Scham, familiäre Rollen oder den Umgang mit Schmerz. Das Ziel ist nicht, alles über andere Kulturen zu wissen, sondern offen zu bleiben und dazuzulernen.

Gerade im Stress des Klinikalltags ist es verlockend, in Routineformeln oder Abkürzungen zu verfallen. Doch für Patient*innen sind diese nicht vertraut. Daher lohnt es sich, einen Moment in klare Worte zu investieren, selbst wenn hoher Zeitdruck besteht. Das Ergebnis sind weniger Nachfragen, höhere Adhärenz und ein größeres Sicherheitsgefühl aufseiten der Betroffenen. Ein Beispiel aus dem Alltag: Eine Ärztin erklärt einer älteren Patientin den bevorstehenden Eingriff in komplexen Fachausdrücken. Die Patientin nickt zwar, hat aber kaum etwas verstanden. Verunsichert und mit vielen offenen Fragen kehrt sie ins Zimmer zurück. Hier hätte eine klare und einfache Sprache geholfen: Hätte die Ärztin gesagt „Wir schauen morgen mit einer Kamera in Ihren Bauch, um die Ursache der Schmerzen zu finden", wäre die Patientin im Bilde gewesen. Stattdessen fiel der Begriff „laparoskopische Exploration" (fachlich korrekt, aber für sie unverständlich). Das Resultat ist unnötige Angst, die vermeidbar gewesen wäre.

Genauso wichtig ist die Berücksichtigung nonverbaler Zeichen. Während in manchen Kulturen direkter Blickkontakt als Respekt gilt, wird er in anderen als Anmaßung empfunden. Die Fachkraft muss beide Signale als potenzielle Hinweise auf Missverständnisse interpretieren und nachfragen.

Klartext reden heißt auch, Unangenehmes deutlich, aber behutsam auszusprechen. Euphemismen oder vage Umschreibungen aus falsch verstandener Rücksicht helfen selten. Im Gegenteil: Wenn die harte Wahrheit unklar bleibt, füllen sich die Lücken oft mit noch größeren Befürchtungen. Ein Beispiel: Wird einem Patienten beschönigend mitgeteilt, es gebe „eine Veränderung" auf dem Röntgenbild, hat er möglicherweise keine Vorstellung vom Ausmaß. Im schlimmsten Fall malt er sich in der Ungewissheit etwas noch Schlimmeres aus. Teilt man hingegen klar mit, dass es sich beispielsweise um einen Tumor handelt, kann man direkt anschließend erklären, was das konkret bedeutet und welche Schritte als nächstes folgen. Auf diese Weise entsteht trotz der schlechten Nachricht ein Gefühl von Orientierung. Verständlichkeit schafft hier Sicherheit: Das Leben der Patientin oder des Patienten mag sich verändert haben, aber zumindest weiß er, womit er es zu tun hat.

Wichtig ist dabei der Tonfall. Eine einfache Sprache kann sehr wohl mit Wärme und Empathie kombiniert werden. Sätze wie „Ich möchte, dass Sie genau verstehen, was jetzt passiert, damit wir gemeinsam gut durch diese Behandlung kommen" zeigen, dass man mit jemandem spricht und nicht über jemanden. So führen Verständlichkeit und einfühlende Haltung zusammen zu einer Kommunikationsweise, die Vertrauen fördert. Patient*innen erleben die Informationen als begreifbar und fühlen sich als Partner im Prozess. Das wirkt heilsam im Sinne der Salutogenese: Es erhöht das Gefühl der Verstehbarkeit und Handhabbarkeit. Wer den Ablauf und die Hintergründe seiner Behandlung versteht, empfindet weniger Ausgeliefertsein und kann aktiver mitwirken. Hilfreich ist es auch, aktiv nachzufragen, ob alles verstanden wurde. Zum Beispiel kann man am Ende eines Gesprächs sagen: „Ich habe Ihnen jetzt viele Informationen gegeben. Können Sie mir in Ihren Worten sagen, was für Sie das Wichtigste davon ist?" Solche Rückfragen (bekannt als „Teach-Back"-Methode) stellen sicher, dass das Gesagte auch tatsächlich beim Gegenüber angekommen ist. In der Summe bedeutet das: Verständlich zu sprechen ist kein Luxus, sondern eine Grundvoraussetzung in der Kommunikation, die Sicherheit schafft.

## 2.2	Zuhören ist die halbe Antwort

Während im Klinikalltag viel Wert darauf gelegt wird, Patient*innen etwas zu erklären, geht ein ebenso wichtiger Teil der Kommunikation oft unter: Das aktive Zuhören. Ein Sprichwort sagt: Wir haben zwei Ohren und nur einen Mund, weil Zuhören doppelt so wichtig ist wie Reden. Tatsächlich geht diese Weisheit im hektischen Klinikalltag leicht verloren. Wirklich zuzuhören bedeutet, dem Gegenüber volle Aufmerksamkeit zu schenken und seine Botschaft aufzunehmen, ohne sofort zu antworten oder zu bewerten. Für medizinische Fachkräfte ist das keine passive Rolle, sondern eine aktive Kompetenz: Durch bewusstes Zuhören erfährt man nicht nur Fakten, sondern auch Gefühle, unausgesprochene Sorgen und wichtige Hinweise auf den Kontext des Patienten. Zudem signalisiert aufmerksames Zuhören dem Patienten, dass er Experte für sein eigenes Erleben ist. Es ermöglicht der Fachkraft die individuellen Bewältigungsressourcen des Gegenübers zu erkennen um diese gezielt in den Behandlungsplan zu integrieren. Diese Informationen sind oft der Schlüssel zu einer erfolgreichen Behandlung oder Pflege, denn sie zeigen, was den Menschen wirklich beschäftigt.

Aktives Zuhören zeichnet sich durch bestimmte Techniken aus: Zum Beispiel Spiegeln, Andocken und gezieltes Nachfragen. Beim Spiegeln greift die Fachkraft das Gesagte oder die Gefühlslage des Gegenübers auf und formuliert es mit eigenen Worten zurück: „Sie sagen also, dass die Schmerzen nachts am schlimmsten sind" oder „Ich merke, dass Sie besorgt sind wegen der Untersuchung morgen". Solche Rückmeldungen signalisieren: Ich habe dich gehört und verstanden. Patient*innen empfinden dies als Wertschätzung. Statt weiterem Rückzug entsteht so Resonanz: Das Gefühl, auf der gleichen Wellenlänge zu liegen.

Andocken meint, an der Erfahrungswelt oder den letzten Äußerungen des Gegenübers anzuknüpfen. Das kann heißen, Begriffe oder Bilder zu verwenden, die der Patient selbst gebraucht hat, oder auf Themen einzugehen, die er angedeutet hat. Beispiel: Erwähnt eine Patientin immer wieder ihre Kinder oder Haustiere, kann dies ein wichtiges emotionales Thema sein. Die professionelle Haltung würdigt das, anstatt es zu ignorieren. Man könnte andockend antworten: „Sie möchten sicher schnell wieder fit sein für Ihre Kinder, das verstehe ich gut." Dadurch fühlt sich die Person mit dem, was ihr wichtig ist, gesehen. Sie wird eher bereit sein, sich weiter zu öffnen, anstatt sich zurückzuziehen.

Wesentlich für aktives Zuhören ist auch die Körpersprache. Ein zugewandter Körper, Nicken, Blickkontakt und geduldiges Warten signalisieren Interesse. Kleine Bestätigungen wie „hm" oder „ich verstehe" können den Redefluss aufrechterhalten, solange sie ehrlich gemeint und nicht mechanisch sind. Wichtig ist, Unterbrechungen zu vermeiden, solange es nicht medizinisch dringend ist. Geduld zahlt sich aus: Patient*innen, die sich ausgesprochen haben, fühlen sich erleichtert und ernstgenommen. Sie vertrauen eher den folgenden Empfehlungen und Informationen, weil sie spüren, dass ihr Gegenüber erst hört und dann handelt.

Resonanz statt Rückzug ist das Ziel: In einer resonanten Gesprächsatmosphäre trauen sich Patient*innen, Gedanken und Gefühle mitzuteilen, die sonst vielleicht verborgen blieben. Das ermöglicht der Fachkraft, gezielter zu helfen. Umgekehrt führt mangelndes Zuhören häufig dazu, dass Patient*innen sich verschließen. Wer immer wieder unterbrochen oder übergangen wird, gibt irgendwann auf, seine Anliegen vorzubringen. Das Ergebnis wäre ein Rückzug ins Schweigen oder in eine Abwehrhaltung. Dabei gehen wichtige Informationen verloren. Aktives Zuhören beugt dem vor, indem es eine Brücke baut: Patient*innen erleben, dass ihre Sicht zählt. Das fördert nicht nur das Vertrauen, sondern auch das Empowerment. Jemand, der gehört wird, fasst eher den Mut, aktiv an der eigenen Genesung mitzuwirken, Fragen zu stellen und Entscheidungsvorschläge zu verstehen. Interessanterweise wirkt allein das Gefühl, wirklich gehört zu werden, oft schon entlastend und heilungsfördernd. Untersuchungen aus der Psychotherapie zeigen, dass Patient*innen sich besser verstanden und motivierter fühlen, wenn der Therapeut aktiv zuhört. Im klinischen Alltag ist das nicht anders. Zudem spart aktives Zuhören langfristig sogar Zeit: Wer die Anliegen und Emotionen eines Menschen von Anfang an erfasst, kann gezielter reagieren und vermeidet Missverständnisse oder wiederholte Erklärungen. Somit ist Zuhören tatsächlich die „halbe Antwort": Es liefert oft schon die Lösung oder den Ansatz, noch bevor die Fachkraft überhaupt geantwortet hat, einfach weil das Gegenüber durch das Erzählen Klarheit gewinnt und man gemeinsam an den Kern des Problems gelangt. Ein kurzer Zwischenfall verdeutlicht dies: In einer Visite erzählt ein Patient nur zögerlich von seiner Angst vor einer bestimmten Untersuchung. Der Arzt bemerkt die Unsicherheit nicht und wechselt rasch das Thema, um zum nächsten Punkt zu kommen. Der Patient schweigt daraufhin, die Angst bleibt unbemerkt und führt später beinahe zum Abbruch der Maßnahme. Hätte der Arzt hier zugehört und nachgehakt („Sie wirken besorgt, möchten Sie darüber sprechen?"), wäre das Problem frühzeitig angesprochen und gelöst worden. Aktives Zuhören hilft also auch, Komplikationen vorzubeugen.

2.3   Zwischen Nähe und Rolle

Professionelle Kommunikation im Gesundheitswesen bewegt sich ständig in einem Spannungsfeld: Einerseits soll sie menschliche Nähe vermitteln, andererseits müssen fachliche Rolle und Grenzen gewahrt bleiben. Dabei wird in der Ausbildung oft der Begriff der „professionellen Distanz" betont. Dieser meint jedoch nicht, gefühllos zu bleiben, sondern eine innere Haltung der Stabilität: Man fühlt mit, lässt sich aber nicht vollkommen von den eigenen Emotionen überrollen. Authentisch sein ohne Überforderung heißt, echt und nahbar zu wirken, ohne sich oder die Patient*innen dabei zu überlasten. In der Praxis bedeutet das: Man zeigt Empathie und persönliche Anteilnahme, behält aber gleichzeitig die Fassung und den Überblick. Eine ärztliche oder pflegerische Fachkraft darf und soll durchaus als Mensch erkennbar sein – etwa durch ein mitfühlendes Lächeln, ein aufmunterndes Wort oder das ehrliche Eingeständnis „Das würde mir auch Angst machen". Solche Momente der Nähe schaffen Vertrauen und zeigen, dass hier jemand aus Fleisch und Blut gegenübersteht und nicht ein rein formaler „Weißer Kittel".

Wichtig ist jedoch, diese Echtheit dosiert einzusetzen. Professionelle Präsenz bedeutet, sich der eigenen Rolle bewusst zu sein: Als Behandler*in mit Verantwortung und zugleich als Unterstützer*in. Es geht nicht darum, freundschaftliche Beziehungen aufzubauen, sondern eine therapeutische Allianz. Zu viel persönliche Nähe kann Patient*innen auch überfordern. Beispielsweise fühlen sich manche unwohl, wenn eine Fachkraft sehr private Details aus dem eigenen Leben preisgibt oder emotional zu stark mitschwingt. Patienten sind in Ausnahmesituationen oft schon mit ihren eigenen Gefühlen belastet und müssen nicht zusätzlich die der Behandlungsperson tragen. Auch für die Fachkraft selbst besteht die Gefahr der Überforderung, wenn sie keine innere Distanz wahrt. Wer jedes Schicksal voll mitempfindet, riskiert auf Dauer eine tiefe eigene Erschöpfung. Gleichzeitig bedeutet professionelle Präsenz, dem Gegenüber auf Augenhöhe zu begegnen. Die Patientin oder der Patient wird als mündiger Mensch wahr- und ernstgenommen, auch wenn klare Rollen bestehen. Dieses Klima gegenseitigen Respekts stärkt die therapeutische Allianz.

Die Kunst liegt im Zwischenraum: Nahbar sein, ohne die professionelle Haltung aufzugeben. In Gesprächen heißt das konkret, authentisch zu sprechen, aber in der Wortwahl bewusst zu bleiben. Echtes Verständnis zeigen heißt nicht, alle eigenen Gefühle offen darzulegen. Wenn etwa ein Patient oder eine Patientin von einer schweren Diagnose berichtet, kann eine aufrichtige Reaktion wie „Das trifft mich jetzt auch" oder ein mitfühlender Gesichtsausdruck viel bewirken. Doch gleichzeitig bleibt man handlungsfähig und bietet dem Gegenüber Orientierung: Zum Beispiel anschließend darüber sprechen, welche Schritte nun folgen und dass man gemeinsam da durchgeht. So spürt der Patient, dass sein Gegenüber ihn versteht, aber dennoch die Leitung in der professionellen Rolle behält. Dieses Gleichgewicht vermittelt Sicherheit. Ein Beispiel: Ein Arzt muss einer Patientin eine ernste Diagnose mitteilen. Reagiert er stocksteif und kühl, fühlt sie sich allein gelassen. Bricht er aber selbst in Tränen aus, ist ihr ebenfalls nicht geholfen.

Stattdessen wählt er den Mittelweg: Er spricht offen und ruhig, zeigt Mitgefühl durch Tonfall und Worte, bleibt aber handlungsfähig und fokussiert. So fühlt sich die Patientin ernst genommen und zugleich sicher geführt.

Professionelle Präsenz zeigt sich auch in der Klarheit über die eigene Zuständigkeit und die eigenen Grenzen. Dazu gehört, authentisch zu kommunizieren, wenn man etwas nicht leisten kann oder wenn andere Fachpersonen hinzugezogen werden müssen. Beispielsweise kann es äußerst vertrauensfördernd sein zu sagen: „Ich möchte ehrlich sein: Diese Frage kann ich Ihnen nicht sicher beantworten. Ich hole aber gerne meine Kollegin dazu." Das ist ehrlich und authentisch, ohne Schwäche zu zeigen. Im Gegenteil: Es zeugt von Verantwortungsbewusstsein. Für Patient*innen ist das nachvollziehbar und es signalisiert, dass man nichts vormacht.

Schließlich gehört zur professionellen Präsenz auch Selbstfürsorge. Eine authentische Haltung kann nur aufrechterhalten werden, wenn die eigene Belastung nicht dauerhaft überschritten wird. Wer seine Rolle reflektiert annimmt, kann empathisch sein, ohne sich selbst zu verlieren. Dazu zählt, bei Bedarf Pausen einzulegen, schwierige Erlebnisse im Team zu besprechen oder Supervision zu nutzen. So bleibt die Fachkraft innerlich stabil und präsent. Diese innere Stabilität spüren auch die Patient*innen: Sie erleben eine zugewandte, echte Person, die gleichzeitig Sicherheit und Kompetenz ausstrahlt. Genau dieses Zusammenspiel aus menschlicher Nähe und fachlicher Haltung schafft eine Atmosphäre, in der Heilung möglich ist, ohne dass jemand im Prozess überfordert wird. Damit schützt diese ausgewogene Haltung beide Seiten: Patient*innen fühlen sich menschlich aufgehoben und zugleich fachlich gut begleitet, während die Fachkraft auch langfristig belastbar und klar in ihrer Rolle bleiben kann.

2.4 Sprache als Beziehungsangebot

Jede Begegnung im Krankenhaus ist eine Gelegenheit, Vertrauen aufzubauen, selbst wenn sie nur Sekunden dauert. Gerade bei knapper Zeit und hoher Arbeitsdichte kommt es auf die ersten Worte an. In den ersten Augenblicken entscheidet sich, ob sich ein Mensch wahrgenommen und sicher fühlt. Sprache dient hier als Beziehungsangebot: Durch freundliche, klare Worte signalisiert die Fachkraft ihrem Gegenüber: „Ich sehe Sie, Sie sind mir wichtig". Ein warmer Gruß, die persönliche Vorstellung mit Namen und Funktion und ein kurzer Blickkontakt können genügen, um diese Verbindung herzustellen. Damit verwandelt sich selbst eine eilige Routinehandlung (etwa das morgendliche Messen der Vitalzeichen) in einen Moment des zwischenmenschlichen Kontakts.

Auch unter Zeitdruck gilt: Lieber ein Satz mit Herz als gar kein Gespräch. Manche Abläufe lassen wenig Raum für lange Unterhaltungen. Doch ein empathischer Satz kostet kaum Zeit. Ein einziger Satz wie: „Ich weiß, heute ist viel los, aber ich möchte kurz nach Ihnen schauen" kann schon genügen. Solche Äußerungen zeigen dem Gegenüber, dass er nicht auf ein medizinisches „Objekt" reduziert wird, sondern als Mensch gesehen ist. Dadurch steigt die Bereitschaft, zu kooperieren und auch selbst offen zu kommunizieren. Eine klare Ansage zu Beginn („Ich bin gleich wieder bei Ihnen, ich bringe nur kurz diese Probe ins Labor") kann verhindern, dass Patient*innen sich vergessen vorkommen. Ebenso wichtig ist es, am Ende einer kurzen Begegnung ein Signal des Fortsetzens zu geben („Ich komme danach nochmal vorbei" oder „Melden Sie sich, wenn Sie etwas brauchen"). So bleibt das Beziehungsangebot bestehen, auch wenn das Gespräch unterbrochen wird.

Natürlich lässt sich nicht jedes Mal ein tiefes Gespräch führen. Doch die Summe kleiner Gesten und Worte formt das Vertrauensverhältnis. Patient*innen merken, ob jemand wirklich bei der Sache ist oder nur routinemäßig agiert. Eine präsente, zugewandte Sprache spürt man, selbst wenn sie knapp ausfällt. Hier zahlt sich die in den vorherigen Kapiteln beschriebene Haltung aus: Wer verständlich spricht, aktiv zuhört und authentisch-präsent ist, vermittelt all das auch in kurzen Interaktionen.

2.5　Dialogbeispiel: Gesprächseinstieg auf Station

Pflegekraft: „Guten Morgen, Frau Sommer. Ich bin Anna Meier, eine der Krankenschwestern hier auf Station. Wie haben Sie heute geschlafen?" Patientin: „Ach, nicht so gut. Ich bin oft wach geworden." Pflegekraft: „Das tut mir leid. Es ist auch ungewohnt hier. Haben Sie jetzt Schmerzen oder ist Ihnen kalt?" Patientin: „Es geht mit den Schmerzen, aber ich mache mir Sorgen wegen der Untersuchung nachher." Pflegekraft: „Ich verstehe, Sie denken an die Magenspiegelung später, richtig? Das ist ganz normal, sich davor zu sorgen. Ich möchte Ihnen kurz erklären, was passieren wird: Sie bekommen ein Beruhigungsmittel und schlafen dabei. Wir werden einen kleinen Schlauch mit Kamera durch den Mund einführen, um nach der Ursache Ihrer Beschwerden zu sehen. Es dauert nur etwa 10 min." Patientin: „Okay... wenn ich ehrlich bin, hab ich Angst vor dem Ergebnis." Pflegekraft: „Das kann ich gut verstehen. Wichtig ist: Sie sind hier in guten Händen und wir tun alles, um Ihnen zu helfen. Egal was herauskommt, wir besprechen danach in Ruhe mit Ihnen die nächsten Schritte. Sie sind nicht allein damit." Patientin: „Danke. Das beruhigt mich etwas." Pflegekraft: „Gern. Jetzt messe ich rasch Ihren Blutdruck und die Temperatur, dann können Sie sich noch etwas ausruhen. Wenn Sie bis zur

Untersuchung etwas brauchen, klingeln Sie gern. Ich komme gleich nach der Visite nochmal vorbei." Patientin: „Alles klar. Danke Frau Meier."

Das Beispiel verdeutlicht: Zuerst schafft die Pflegekraft Orientierung durch Begrüßung und Vorstellung, dann geht sie auf die Sorge der Patientin ein, und abschließend bietet sie einen Ausblick mit Zuspruch. Daraus lässt sich ein einfaches Raster ableiten, das auch unter Zeitdruck hilft.

Impuls: 3-Phasen-Modell für heilsame Erstkontakte

1. **Begrüßung und Orientierung:** Schaffen Sie als erstes Klarheit darüber, wer Sie sind und was als Nächstes passiert. Eine freundliche Begrüßung (möglichst mit Namen) und die Vorstellung Ihrer Rolle geben dem Patienten Sicherheit und Kontext. Auch eine kurze Orientierung, warum Sie jetzt da sind (z. B. Vitalwerte messen, Visite vorbereiten), gehört dazu. Diese Phase erhöht die Verstehbarkeit der Situation für den Patienten.
2. **Anliegen und Empathie:** Fragen Sie nach dem Befinden oder dem vordringlichsten Anliegen des Patienten („Wie geht es Ihnen gerade?", „Gibt es etwas, das Ihnen im Moment Sorgen macht?"). Hören Sie aktiv zu und docken Sie an das Empfundene an. In diesem Schritt geht es darum, Vertrauen zu schaffen und Handhabbarkeit zu vermitteln: Die Person soll spüren, dass ihre Gefühle und Fragen Platz haben und dass Sie als Profi unterstützend da sind.
3. **Ausblick und Verabschiedung:** Beenden Sie den Erstkontakt mit einem kurzen Ausblick oder einer klaren Verabredung. Fassen Sie ggf. zusammen, was als Nächstes geschieht („Der Arzt kommt um 10 Uhr zu Ihnen" oder „Gleich kommt jemand und bringt Sie zur Röntgenaufnahme"). Signalisieren Sie, dass das Gespräch weitergehen kann („Ich schaue später nochmal rein" oder „Sie können jederzeit klingeln"). Dadurch erhöhen Sie die Sinnhaftigkeit des Kontakts: Der Patient erlebt, dass es einen Plan gibt und dass er nicht allein gelassen wird.

Anwendung

Dieses 3-Phasen-Modell dient als Leitfaden, um auch bei Zeitknappheit nichts Wesentliches zu vergessen. Natürlich gehen die Phasen in der Praxis oft ineinander über, doch wichtig ist vor allem: Jede kurze Begegnung sollte ein kleines Beziehungsangebot enthalten. Die Sprache der Mitarbeitenden wird so zum „roten Faden" der Sicherheit im Tagesablauf der Patient*innen. Am Ende zählt das Gefühl: Hier kümmert sich jemand um mich, und ich darf mich aufgehoben fühlen.

Stärkende und sinnstiftende Gespräche

3

3.1 Fragen, die Ressourcen öffnen

Im medizinischen Alltag ist die erste Frage häufig auf das ausgerichtet, was nicht funktioniert. Die Aufmerksamkeit richtet sich dann auf Schmerzen, Einschränkungen oder belastende Symptome. Diese Ausrichtung ist für die Diagnostik notwendig, sie birgt jedoch die Gefahr, die Wahrnehmung der Betroffenen auf Defizite zu verengen und das Gefühl der Hilflosigkeit zu verstärken. Salutogene Hypnosystemische Kommunikation schlägt eine andere Blickrichtung ein. Sie nutzt Fragen, die bewusst auf vorhandene Stärken und hilfreiche Erfahrungen verweisen und so einen inneren Suchprozess in Gang setzen, der Motivation und Selbstwirksamkeit stärkt. Anstatt nach dem zu fragen, was fehlt, wird nach dem gefragt, was hilft. Dieser scheinbar kleine Unterschied hat tiefgreifende Auswirkungen auf die Art und Weise, wie Gesundheit erlebt und gestaltet werden kann.

Das Kohärenzgefühl (Sense of Coherence, SOC) nach Antonovsky bietet einen theoretischen Rahmen, um die Wirkung ressourcenorientierter Fragen zu verstehen. Wird nach dem gefragt, was jemandem gutgetan hat, entsteht Verstehbarkeit, weil die Person die eigene Situation in einem geordneten Zusammenhang erkennen kann. Die Wahrnehmung verschiebt sich von chaotischen und unberechenbaren Symptomen hin zu nachvollziehbaren Mustern. Vor allem aber wird die Handhabbarkeit (Manageability) gestärkt, da der Fokus auf die verfügbaren Widerstandsressourcen (Generalised Resistance Resources, GRRs) gelenkt wird. Dies steigert das Bewusstsein dafür, dass es bereits Strategien und Ressourcen gibt, die genutzt werden können, um die Situation zu bewältigen (Selbstwirksamkeit). Und Sinnhaftigkeit wird gefördert, weil sich die Erfahrung einstellt, dass die eigenen Anstrengungen einen Wert haben und Teil eines größeren Zusammenhangs sind. Mit

A. Lübken, M. Wiemer, *Salutogene Kommunikation für Gesundheitsberufe*, essentials, https://doi.org/10.1007/978-3-662-73174-1_3

einer einzigen Frage kann so das gesamte Kohärenzgefühl berührt und in eine konstruktive Richtung bewegt werden.

Hypnosystemisch betrachtet hat jede Frage den Charakter einer Intervention, die innere Aufmerksamkeitsfokussierung lenkt und damit Wirklichkeit mitgestaltet. Die Frage „Was fehlt?" lädt ein, in die Problemtrance einzutreten, die den Blick immer enger werden lässt. Die Frage „Was hilft?" öffnet dagegen einen Suchraum, in dem das Unbewusste nach Erinnerungen, Bildern und Erfahrungen sucht, die Entlastung versprechen. Schon dieser Prozess der inneren Suche aktiviert Ressourcen, die zuvor verschüttet waren. Auch wenn die Antwort nicht sofort ausgesprochen werden kann, beginnt im Hintergrund eine Bewegung in Richtung Lösung. Auf diese Weise wirkt die Kommunikation über den Moment hinaus weiter und hinterlässt Spuren im Erleben des Gegenübers.

Die praktische Umsetzung ressourcenorientierter Fragen zeigt sich in vielen Facetten. In der ärztlichen Konsultation kann die Frage „Wann war es zuletzt ein wenig besser?" helfen, kleine Verbesserungen sichtbar zu machen und daran anzuknüpfen. In der Pflege kann eine Frage wie „Was gibt Ihnen in diesen Situationen Halt?" verdeutlichen, welche inneren oder äußeren Stützen schon vorhanden sind. In der Physiotherapie kann die Frage „Welche Formen von Bewegungen machen Ihnen Freude?" den Fokus von der Schmerzvermeidung hin zur Bewegungsfreude lenken und so Motivation für das Training aufbauen. In psychosozialen Kontexten wiederum eröffnet die Frage „Worauf können Sie sich verlassen, wenn es schwer wird?" den Zugang zu Netzwerken und Ressourcen, die das Gefühl von Verbundenheit stärken.

Besonders hilfreich sind Fragen, die an konkreten Alltagssituationen ansetzen. Wenn Betroffene eingeladen werden, sich an Momente von Erleichterung oder Gelingen zu erinnern, werden Unterschiede sichtbar. Schon die Erkenntnis, dass es innerhalb eines belastenden Verlaufs auch kleine gute Augenblicke gibt, kann Hoffnung wecken. Diese Unterschiede lassen sich dann weiter erkunden, indem nachgefragt wird, was zu dem entlastenden Moment beigetragen hat. Oft treten dabei Details zutage, die für die Gestaltung weiterer Schritte bedeutsam sind. Ein kurzer Spaziergang, eine vertraute Stimme, ein Atemzug in Ruhe, solche Elemente können bewusst in den Alltag integriert werden und wirken dadurch stabilisierend.

Die Qualität ressourcenorientierter Fragen zeigt sich auch in der Beziehungsgestaltung. Indem Betroffene spüren, dass ihre Kompetenzen im Mittelpunkt stehen, entsteht ein Gefühl von Augenhöhe und Respekt. Sie werden nicht nur als Träger von Symptomen wahrgenommen, sondern als Menschen mit Handlungsspielräumen und Gestaltungsfähigkeit. Diese Erfahrung stärkt die Beziehungsqualität und fördert die Bereitschaft, aktiv am eigenen Prozess mitzuwirken. In einer Kultur, die oft von Defizitdiagnosen geprägt ist, eröffnet diese Haltung ein Klima der Wertschätzung und Zuversicht.

Es ist wichtig zu betonen, dass ressourcenorientierte Fragen nicht bedeuten, Probleme zu verharmlosen oder Beschwerden zu ignorieren. Vielmehr geht es darum, die Wahrnehmung zu erweitern. Neben der Schwere und Belastung wird auch das Leichtere, Gelungene und Stärkende in den Blick genommen. Gerade in schwierigen Situationen ist es von Bedeutung, diesen erweiterten Blick bewusst zu kultivieren, weil er Handlungsmöglichkeiten sichtbar macht, die zuvor verborgen waren.

Fragen, die Ressourcen öffnen, sind damit mehr als eine Technik. Sie sind Ausdruck eines grundlegenden Verständnisses, die das Gegenüber in seiner Ganzheit ernst nimmt. Dieses Verständnis spiegelt sich in der Sprache wider und wirkt in der Tiefe, weil sie das innere Erleben verändert. Wenn im Alltag konsequent danach gefragt wird, was hilfreich ist, entsteht eine Atmosphäre, in der Vertrauen, Motivation und Selbstwirksamkeit wachsen können. Salutogene Kommunikation nutzt diese einfache, aber kraftvolle Form der Gesprächsführung, um Gesundheit nicht nur als Abwesenheit von Krankheit, sondern als Prozess der Stärkung und Entwicklung erfahrbar zu machen.

3.2   Reframing im Gespräch

Sprache prägt die Art und Weise, wie Menschen ihre Wirklichkeit erleben. Jede Formulierung lenkt Aufmerksamkeit, gibt Ereignissen eine Bedeutung und erzeugt emotionale Resonanz. Wenn eine Aussage in einem problemorientierten Deutungsrahmen stehen bleibt, verfestigen sich Belastung und Hilflosigkeit. Salutogene hypnosystemische Kommunikation setzt deshalb auf Reframing als Mikrointervention. Gemeint ist das bewusste Neurahmen von Erlebnissen und Aussagen, sodass negative Muster aufgelöst und neue Bedeutungen möglich werden. Dieser Prozess verändert nicht die Realität selbst, wohl aber den Blick auf sie. Schon kleine Verschiebungen in der Deutung können bestimmen, ob eine Situation als lähmend oder als handhabbar erlebt wird.

In der hypnosystemischen Perspektive ist Reframing mehr als eine sprachliche Technik. Menschen leben in alltäglichen Trancen, die durch innere Bilder, Überzeugungen und gewohnte Bewertungen gesteuert werden. Wenn jemand eine Krankheit als unüberwindbare Last beschreibt, bestimmt diese Fokussierung das Erleben und erzeugt eine Problemtrance. Durch eine andere sprachliche Rahmung kann dieselbe Erfahrung jedoch in ein anderes Licht rücken. Wird betont, dass trotz

Einschränkungen bestimmte Aktivitäten möglich bleiben, entsteht ein Bedeutungsraum, in dem Menschen sich nicht nur als Opfer von Umständen, sondern als Handelnde mit Ressourcen erleben.

Reframing bedeutet nicht, Leid kleinzureden. Entscheidend ist, die Vielschichtigkeit einer Situation sichtbar zu machen. Wo zuvor ein enges Bild dominierte, entsteht durch andere sprachliche Perspektiven eine breitere Sichtweise. Wenn eine Patientin sagt, sie sei abhängig von der Unterstützung ihrer Angehörigen, kann dies als Verlust von Autonomie erscheinen. Eine Antwort wie „Es zeigt auch, dass Sie ein tragendes Netz haben" eröffnet eine Deutung, die Verbundenheit und Sicherheit betont. Die salutogene Wirkung von Reframing zeigt sich in der Stärkung von Verstehbarkeit, Handhabbarkeit und Sinnhaftigkeit. Erfahrungen erscheinen weniger chaotisch, wenn sie in einen erklärbaren Zusammenhang gestellt werden. Belastungen werden handhabbarer, wenn sie als Herausforderung mit Optionen beschrieben werden. Und Sinn entsteht, wenn eine Situation mit einem persönlichen Wert verbunden wird.

Im Alltag medizinischer Berufe bietet Reframing häufig hilfreiche Orientierung. In der Pflege kann die Aussage „Ich bin nur eine Last" durch „Ihre Anwesenheit bedeutet hier viel" eine neue Bedeutung bekommen. In der Physiotherapie kann der Satz „Es geht nicht mehr wie früher" durch „Sie haben Wege gefunden, es trotzdem zu schaffen" eine konstruktive Richtung erhalten. Ärztliche Gespräche können durch Formulierungen wie „Sie behalten mit Ihren Entscheidungen Einfluss" Ängste vor Kontrollverlust abmildern. Jede dieser Antworten lenkt den Blick vom Defizit zu vorhandenen Möglichkeiten.

Reframing wirkt besonders dann, wenn es nah an den Worten der Betroffenen bleibt. Es anerkennt die ursprüngliche Aussage und gibt ihr eine Wendung, die Ressourcen hervorhebt. Dadurch entsteht kein Widerspruch, sondern eine Erweiterung. Menschen erleben, dass ihre Gefühle ernst genommen werden, und erhalten gleichzeitig eine neue Deutungsoption.

Eine besondere Rolle spielt die bewusste Umdeutung von Sprache im alltäglichen Sprachgebrauch im Gesundheitswesen. Viele klinische Redewendungen tragen unbewusst problemorientierte Bedeutungen und wirken lange vor einem bewussten Gespräch. Aussagen wie „Sie müssen das aushalten" oder „Da können wir nichts machen" verdichten Belastung und engen Handlungsspielräume ein. Auch Bemerkungen wie „Der Patient macht nicht mit" oder „Die Vier braucht etwas" reduzieren Menschen auf Funktionen. Solche Formulierungen prägen innere Bilder und verengen den Raum für hilfreiche Bedeutungen.

Wenn Reframing an diesen sprachlichen Mustern ansetzt, verändert sich der gesamte Kommunikationsrahmen. Aus „Sie müssen da durch" wird „Wir schauen gemeinsam auf Entlastung". Aus „Er macht nicht mit" wird „Er braucht vielleicht einen anderen Zugang oder mehr Sicherheit". Dadurch entsteht eine Deutung, die Ressourcen sichtbar macht, statt Defizite zu verstärken.

Die sprachliche Umdeutung auf dieser Ebene zeigt, dass jede Formulierung Wirklichkeit mitgestaltet. Sprache, die Orientierung bietet, eröffnet Perspektiven. Sprache, die Defizite verdichtet, verschließt Möglichkeiten. Wenn Fachpersonen ihren Sprachgebrauch reflektieren, können negative Rahmungen in hilfreiche Bedeutungen übergehen. Reframing wird so zu einem kulturellen Instrument, das nicht nur in Gesprächen wirkt, sondern auch im alltäglichen Sprachklang neue Bedeutungsräume öffnet.

Auch zeitliche Aspekte lassen sich so neu betrachten. Wenn jemand sagt „Es wird immer schlimmer", kann die Frage nach einem Moment der Erleichterung den Rahmen verändern. Schon die Erinnerung an eine kleine Entlastung kann motivieren, Schritte in eine positive Richtung zu gehen.

Ähnlich verändert sich das Verhältnis von Kontrolle und Ohnmacht, wenn die Aufmerksamkeit auf Bereiche gelenkt wird, in denen Selbstbestimmung möglich bleibt. Das kann die Wahl einer hilfreichen Übung sein oder die Entscheidung für eine Pause. Solche Handlungsmöglichkeiten wirken wie Ankerpunkte und verschieben den Rahmen von totaler Hilflosigkeit zu partieller Einflussnahme.

Reframing ist damit Ausdruck einer salutogenen Haltung, die Menschen als vielschichtige Wesen versteht. Die bewusste Wahl von Worten und Bedeutungen unterstützt Betroffene darin, ihre Situation in einem neuen Licht zu sehen. Dieser Prozess schafft Perspektiven für die Bewältigung von Belastungen und fördert das Erleben von Sinn und Selbstwirksamkeit.

3.3 Ziele, die Sinn machen

Gesundheitsfördernde Kommunikation gewinnt an Nutzen, wenn sie Menschen nicht nur in der Bewältigung des Alltags unterstützt, sondern auch an deren persönlichen Zielen anknüpft. Ziele geben Richtung, bündeln Energie und schaffen eine Verbindung zwischen gegenwärtigen Anstrengungen und einem zukünftigen Zustand, der als wertvoll erlebt wird. Wenn Ziele jedoch rein defizitorientiert formuliert sind, entsteht ein Gefühl ständiger Mangelbewältigung. Ein Ziel wie „Ich möchte keine Schmerzen mehr haben" richtet die Aufmerksamkeit fortwährend auf das Problem und verstärkt damit das Erleben von Abhängigkeit und Hilflosigkeit. Salutogene Kommunikation richtet den Blick auf sogenannte Hin-zu-Ziele. Diese Form der Zielgestaltung betont, was erreicht werden soll, statt nur, was vermieden werden soll. Dadurch entstehen Perspektiven, die Sinn und Motivation freisetzen.

Das Hin-zu-Ziel wirkt psychologisch anders als ein Weg-von-Ziel. Während das Weg-von-Ziel meist ein dumpfes Vermeiden im Fokus hält, öffnet das Hin-zu-Ziel innere Suchprozesse, die nach Möglichkeiten, Chancen und unterstützenden Faktoren Ausschau halten. Wer sich vornimmt, wieder mit den Enkelkindern im Garten zu spielen, richtet seine Aufmerksamkeit auf Beweglichkeit, Kraft und Freude am Kontakt. Dieses Ziel transportiert eine Bedeutung, die über die reine Reduktion von Beschwerden hinausgeht. Es schafft ein Bild von Lebendigkeit, das als motivierende Energiequelle dient.

Aus hypnosystemisch Sicht eröffnet ein Hin-zu-Ziel einen Vorstellungsraum, in dem Ressourcen leichter aktiviert werden. Das innere Erleben wird nicht von der Abwesenheit des Unangenehmen geprägt, sondern von der Vorstellung eines positiven Zustands. Damit wird eine Art innerer Magnet geschaffen, der Gedanken, Gefühle und Verhalten in eine konstruktive Richtung zieht. Dieser Mechanismus erklärt, warum Hin-zu-Ziele als motivierender erlebt werden und die Wahrscheinlichkeit erhöhen, dass Betroffene aktiv an ihrer Genesung mitwirken.

Im Alltag medizinischer Berufe zeigt sich die Kraft von Hin-zu-Zielen in vielen kleinen Situationen. Ein Patient, der nach einer Operation die Formulierung „Ich will endlich weg von dieser Schwäche" wählt, erlebt die Genesung als ständigen Kampf gegen das Defizit. Wenn dasselbe Ziel reframend in die Form gebracht wird „Ich möchte Schritt für Schritt meine Kraft zurückgewinnen, um wieder Treppen steigen zu können", wird aus der Defizitorientierung ein Weg der positiven Entwicklung. Der Verlauf bleibt herausfordernd, doch er trägt eine andere Bedeutung. Aus dem Erleben von Ohnmacht wird die Erfahrung einer gestaltbaren Aufgabe.

Die salutogene Perspektive verknüpft die Zielformulierung eng mit dem Kohärenzgefühl. Ein Hin-zu-Ziel stärkt die Verstehbarkeit, weil die Betroffenen die einzelnen Schritte auf dem Weg nachvollziehen können. Es unterstützt die Handhabbarkeit, weil die Zielrichtung in kleinere Etappen übersetzt werden kann, die realistisch erreichbar sind. Es fördert die Sinnhaftigkeit, weil das Ziel mit persönlichen Werten und bedeutsamen Lebensbereichen verbunden wird. Auf diese Weise trägt die Art der Zielformulierung direkt dazu bei, die innere Orientierung im Gesundheitsprozess zu stabilisieren.

Bedeutsam ist zudem, dass Ziele nicht von außen vorgegeben, sondern gemeinsam entwickelt werden. Statt den Betroffenen ein Ziel zu präsentieren, wird gefragt, welche Wünsche, Hoffnungen oder Pläne für die Zukunft handlungsleitend sind. Dieser Prozess selbst wirkt bereits stärkend, weil er Autonomie betont und die Rolle der Betroffenen als aktive Mitgestaltende hervorhebt. Ziele, die aus eigenem Sinn erwachsen, werden nachhaltiger verfolgt, weil sie intrinsisch motiviert sind und als lohnend erlebt werden.

Die Praxis zeigt, dass es oft die kleinen Hin-zu-Ziele sind, die große Wirkung entfalten. Es kann die Aussicht sein, wieder eine kurze Strecke selbstständig zu gehen, einen gewohnten sozialen Kontakt aufrechtzuerhalten oder einer Freizeitbeschäftigung nachzugehen. Diese Ziele sind nicht spektakulär, aber sie haben hohen persönlichen Wert. Sie knüpfen an die individuelle Lebenswelt an und schaffen damit emotionale Relevanz. Kommunikation, die solche Ziele sichtbar macht, entfaltet ihre Wirkung nicht nur auf kognitiver Ebene, sondern in einer tiefen emotionalen Motivation.

Ziele, die Sinn machen, sind damit mehr als ein Planungsinstrument. Sie sind Ausdruck einer Haltung, die Menschen in ihrem Streben nach Lebensqualität ernst nimmt. In einer gesundheitsfördernden Kommunikation werden sie nicht als Pflichtaufgaben formuliert, sondern als attraktive Orientierungspunkte, die Kraft freisetzen und helfen, in Bewegung zu kommen. Indem Fachpersonen im Gespräch nach diesen Zielen fragen und ihre Bedeutung hervorheben, tragen sie dazu bei, dass Motivation, Zuversicht und Selbstwirksamkeit gestärkt werden. Auf diese Weise wird Kommunikation selbst zu einem Mittel, das Heilungsprozesse unterstützt und die Erfahrung von Gesundheit über die Abwesenheit von Krankheit hinaus erweitert.

3.4 Pausen wirken lassen

Der kommunikative Austausch im medizinischen Alltag ist vielfach von Tempo und Effizienzanforderungen bestimmt. Das schnelle Stellen von Fragen und das unmittelbare Weitergehen zum nächsten Punkt prägen den Gesprächsfluss. Dabei gerät leicht in Vergessenheit, dass auch das Schweigen eine bedeutende Form von Sprache ist. Pausen wirken wie Resonanzräume, in denen Gesagtes nachklingen, Bedeutung sich entfalten und innere Prozesse in Bewegung kommen können. Sie schaffen Momente, in denen nicht nur Worte zum Tragen kommen, sondern auch Stille als heilsamer Faktor erlebbar wird.

Stille lässt sich hypnosystemisch als ein bewusst gesetzter Unterschied im gewohnten Erleben verstehen. Menschen befinden sich im Gespräch in einer Art Alltagstrance, die durch gewohnte Muster und automatische Bewertungen gesteuert wird. Eine Pause unterbricht diese innere Fokussierung und eröffnet die Möglichkeit, neue Bedeutungen zu finden. Wo zuvor schnelle Antworten abgerufen wurden, entsteht ein Raum, in dem Reflexion möglich wird. Das Schweigen lädt ein, das Gehörte nicht nur kognitiv zu verarbeiten, sondern auch emotional zu spüren.

Pausen sind vor allem dann hilfreich, wenn sie als respektvolles Angebot gestaltet werden. Sie signalisieren, dass Zeit für das Nachdenken bleibt und dass das Gegenüber nicht unter Druck gesetzt wird. Viele Betroffene erleben eine tiefe

Entlastung, wenn sie merken, dass sie nicht sofort reagieren müssen. Gerade in schwierigen Situationen, in denen Gefühle von Angst, Unsicherheit oder Überforderung vorherrschen, wirkt eine bewusst gehaltene Stille stabilisierend. Sie gibt die Möglichkeit, innere Antworten zu suchen, bevor äußere Worte gefunden werden.

Im Alltag der Gesundheitsberufe sind Pausen von besonderem Wert, wenn belastende Themen angesprochen werden. Wenn eine Patientin oder ein Patient mit der Aussage „Ich weiß nicht, wie es weitergehen soll" konfrontiert ist, kann es hilfreicher sein, einen Moment der Stille auszuhalten, als unmittelbar eine Lösung anzubieten. Diese Pause signalisiert, dass die Schwere der Situation wahrgenommen und mitgetragen wird. Sie eröffnet einen Raum, in dem die betroffene Person eigene Worte finden und ihre Perspektive ordnen kann. Auf diese Weise wird Kommunikation zu einer Form von Begleitung, die nicht durch Eile, sondern durch Präsenz geprägt ist.

Pausen können auch die Wirksamkeit ressourcenorientierter Fragen oder reframender Antworten steigern. Wenn nach einem hilfreichen Moment im Alltag gefragt wird, braucht es Zeit, um in der Erinnerung zu suchen. Eine vorschnelle Unterbrechung würde diesen inneren Prozess abbrechen. Wird jedoch ein kurzer stiller Raum gelassen, tauchen häufig Erinnerungen oder Bilder auf, die sonst verborgen geblieben wären. Die Pause wirkt damit wie ein inneres Fenster, das den Zugang zu Ressourcen öffnet.

Die salutogene Dimension von Pausen zeigt sich darin, dass sie alle drei Elemente des Kohärenzgefühls unterstützen. Verstehbarkeit wächst, weil das Gehörte nicht überlagert, sondern in Ruhe eingeordnet werden kann. Handhabbarkeit wird gestärkt, weil die Betroffenen spüren, dass sie Zeit haben, eigene Worte zu finden und damit Einfluss auf das Gespräch zu nehmen. Sinnhaftigkeit entsteht, weil die Erfahrung vermittelt wird, dass nicht nur Informationen, sondern auch Emotionen und persönliche Bedeutung Platz haben. Auf diese Weise trägt die Stille dazu bei, dass Kommunikation mehr ist als ein Austausch von Fakten, nämlich eine Form des gemeinsamen Erlebens.

Auch in der Teamkommunikation zeigt sich der Wert von Pausen. In Übergaben oder Besprechungen, die oft eng getaktet sind, können kurze Momente des Innehaltens verhindern, dass wichtige Details verloren gehen. Wer die Stille bewusst einsetzt, signalisiert Aufmerksamkeit und gibt anderen die Möglichkeit, ihre Gedanken zu sortieren. Diese Praxis fördert nicht nur die inhaltliche Qualität der Zusammenarbeit, sondern auch das Gefühl, ernst genommen zu werden.

Die Kunst des Pausierens liegt darin, zwischen hilfreicher Stille und belastender Leere zu unterscheiden. Eine Pause, die getragen ist von innerer Präsenz, wird als unterstützend erlebt. Eine Pause, die von Ungeduld oder Unsicherheit begleitet ist, kann dagegen Druck erzeugen. Es erfordert Übung, die eigene Haltung so zu stabilisieren, dass Stille nicht als Verlegenheit, sondern als Angebot erlebt wird. Wenn dies gelingt, entsteht eine Form von Kommunikation, die tiefgreifender wirkt als jedes gesprochene Wort.

Pausen wirken lassen bedeutet deshalb, sich auf die Wirksamkeit des Ungesagten einzulassen. Sie machen deutlich, dass Kommunikation nicht nur durch Worte, sondern auch durch das bewusste Nicht-Sprechen gestaltet wird. In dieser Haltung wird Stille zu einem kraftvollen Mittel, das innere Suchprozesse unterstützt, emotionale Stabilität fördert und die Beziehungsebene vertieft. Salutogene Kommunikation integriert dieses Element bewusst und macht es zu einem Bestandteil der heilsamen Sprache im medizinischen Alltag.

3.5 Mini-Dialog: Reframing-Reaktion: „Ich kann nicht mehr"

Patient: „Ich kann nicht mehr, es ist einfach zu viel." Physiotherapeutin: „Es klingt so, als ob Ihre Kräfte im Moment sehr beansprucht sind." Patient: „Ja, jeden Tag wird es schwerer, ich fühle mich nur noch erschöpft." Physiotherapeutin: „Dass Sie trotz dieser Erschöpfung hier sind und die Therapie wahrnehmen, zeigt, dass Sie eine enorme Ausdauer haben. Gibt es etwas, das Ihnen dabei hilft, immer wieder aufzustehen und zu kommen?" Patient: „Eigentlich ist es meine Frau, sie erinnert mich daran, wie wichtig es ist, dranzubleiben." Physiotherapeutin: „Das ist ein großer Schatz, jemanden an Ihrer Seite zu haben, der Sie unterstützt. Und Sie selbst beweisen mit jedem Termin, dass Sie noch Handlungsspielraum haben. Wir können gemeinsam schauen, wie Sie Ihre Kraft besser einteilen, sodass es Ihnen leichter fällt." Patient: „Wenn Sie es so sagen, klingt es nicht mehr ganz so aussichtslos." Physiotherapeutin: „Genau darum geht es. Es ist verständlich, dass Sie erschöpft sind, gleichzeitig zeigen Sie jeden Tag, dass Sie schon viele Schritte geschafft haben. Lassen Sie uns daran anknüpfen."

Das Beispiel verdeutlicht: Zunächst nimmt die Fachperson das Erleben ernst und spiegelt es, danach verschiebt sie den Bedeutungsrahmen vom Gefühl der Ohnmacht hin zur Wahrnehmung vorhandener Ressourcen. Durch die Bezugnahme auf persönliche Stärken und unterstützende Beziehungen entsteht eine neue Perspektive, die Motivation und Handlungsfähigkeit stärkt.

Impuls: Skalierungsfrage zur Selbstwirksamkeit

Die Skalierungsfrage ist ein einfaches, aber sehr wirkungsvolles Instrument, um die eigene Wahrnehmung von Handlungsfähigkeit zu aktivieren. Sie wird eingesetzt, indem die betroffene Person auf einer Skala von 0 bis 10 einschätzt, wo sie sich gerade in Bezug auf ihre Kraft, Zuversicht oder Bewältigungsmöglichkeiten sieht. Null steht dabei für völlige Hilflosigkeit, zehn für maximale Stärke und Vertrauen. Wichtig ist, die Skala an das jeweilige Thema anzupassen, etwa mit der Frage: „Auf einer Skala von 0 bis 10, wie zuversichtlich fühlen Sie sich im Moment, dass Sie mit dieser Situation umgehen können?"

Die Wirkung der Skalierungsfrage entfaltet sich vor allem in den Anschlussfragen. Wenn jemand beispielsweise eine Vier angibt, kann gefragt werden: „Was macht diese Vier möglich und verhindert, dass es eine Null ist?" oder „Was könnte helfen, aus der Vier eine Fünf zu machen?" Auf diese Weise wird die Aufmerksamkeit auf bereits vorhandene Ressourcen gelenkt und auf kleine, machbare Schritte gerichtet, die eine Verbesserung bewirken können.

Anwendung

Die Skalierungsfrage eignet sich in vielen Kontexten des medizinischen Alltags, ob in ärztlichen Gesprächen, in der Pflege, in der Physiotherapie oder in psychosozialen Begleitungen. Sie braucht wenig Zeit, ist leicht verständlich und öffnet einen Raum, in dem Selbstwirksamkeit spürbar wird. Entscheidend ist nicht die Zahl selbst, sondern die innere Bewegung, die durch das Nachdenken darüber ausgelöst wird. Auch kleine Veränderungen auf der Skala können für Betroffene erlebbar machen, dass Fortschritt möglich ist und dass sie selbst Einfluss nehmen können. Damit wird das Kohärenzgefühl gestärkt und die Erfahrung vermittelt, dass Sprache und Fragen direkte Auswirkungen auf das innere Erleben haben.

Schwierige Gespräche führen

4.1 Sprache in der Krise

Krisensituationen gehören zum medizinischen Alltag. Sie treten in Momenten auf, in denen sich Lebensumstände abrupt verändern, Diagnosen schwer wiegen oder existenzielle Fragen offenbleiben. In solchen Situationen sind Menschen besonders verletzlich und zugleich besonders empfänglich für jede Form von Kommunikation. Sprache erhält hier eine doppelte Bedeutung. Sie vermittelt nicht nur Informationen, sondern wirkt unmittelbar auf das emotionale Erleben. Jedes Wort kann Sicherheit geben oder Verunsicherung verstärken, Hoffnung nähren oder Angst vertiefen. Deshalb ist es entscheidend, wie Kommunikation gestaltet wird, wenn nichts einfach ist und dennoch alles zählt.

In Krisengesprächen ist das Bedürfnis nach Halt besonders ausgeprägt. Häufig erwarten Betroffene klare Antworten, eindeutige Prognosen oder schnelle Lösungen. Doch gerade in komplexen und unsicheren Situationen lassen sich diese Erwartungen nicht immer erfüllen. Wer in der Kommunikation vorschnell Sicherheit vorgibt, die faktisch nicht vorhanden ist, riskiert Enttäuschung und Vertrauensverlust. Gleichzeitig wäre es aber ebenso unzureichend, Unsicherheit unkommentiert im Raum stehen zu lassen. Salutogene Kommunikation sucht deshalb einen dritten Weg: Sie erkennt die Unsicherheit an, hält sie gemeinsam mit den Betroffenen aus und vermittelt dennoch Orientierung.

Dieses Aushalten heilsamer Unsicherheit erfordert eine besondere Haltung. Es bedeutet, die Begrenztheit des Wissens klar zu benennen und gleichzeitig Zuversicht zu signalisieren, dass die nächsten Schritte gemeinsam gegangen werden. Wenn beispielsweise noch unklar ist, wie eine Behandlung wirken wird, kann dies ehrlich ausgesprochen werden. Zugleich kann betont werden, dass engmaschige

A. Lübken, M. Wiemer, *Salutogene Kommunikation für Gesundheitsberufe*, essentials, https://doi.org/10.1007/978-3-662-73174-1_4

Begleitung erfolgt und dass Entscheidungen fortlaufend überprüft werden. Auf diese Weise bleibt das Gespräch authentisch, ohne die Betroffenen allein zu lassen.

Ein wichtiger Bestandteil dieser Haltung ist die beziehungsorientierte Sprache. Auch wenn sich die Faktenlage nicht ändern lässt, kann ein Gefühl der Verbundenheit vermittelt werden. Sätze wie „Wir lassen Sie mit dieser Situation nicht allein" oder „Wir gehen die nächsten Schritte gemeinsam mit Ihnen" schaffen eine Basis von Sicherheit, die nicht auf falschen Versprechungen, sondern auf menschlicher Nähe beruht. Diese Form der Gesprächsführung wirkt stabilisierend, weil sie Zugehörigkeit vermittelt und damit das Kohärenzgefühl stärkt.

Die hypnosystemische Perspektive macht deutlich, dass Worte in Krisen besonders suggestiv wirken. Schon das Wort Krise bahnt ein negatives Erleben. Die innere Aufmerksamkeit der Betroffenen ist eng fokussiert, das Erleben von Bedrohung verstärkt jede Botschaft. Deshalb kommt es nicht nur darauf an, was gesagt wird, sondern auch, wie es gesagt wird. Ein ruhiger Tonfall, ein klarer Satzbau und eine respektvolle Ansprache können helfen, innere Unruhe zu reduzieren. Ebenso wichtig ist es, keine Bilder zu erzeugen, die das Erleben zusätzlich belasten. Formulierungen wie „Da müssen Sie jetzt durch" können Hilflosigkeit verstärken, während Worte wie „Wir begleiten Sie in jedem Schritt" Zuversicht vermitteln.

Sprache in der Krise ist damit mehr als Informationsvermittlung. Sie ist ein Beziehungsangebot in einer Situation, in der Orientierung und Halt nur begrenzt verfügbar sind. Indem Unsicherheit benannt und gleichzeitig mitgetragen wird, entsteht eine Atmosphäre, in der Betroffene trotz der Schwere handlungsfähig bleiben. Salutogene Kommunikation macht diese Haltung zur Grundlage. Sie verbindet Klarheit und Empathie, benennt Grenzen und eröffnet dennoch Perspektiven. Auf diese Weise wird Sprache selbst zu einem Instrument, das in Krisenzeiten Halt vermittelt, ohne falsche Sicherheiten zu erzeugen.

4.2   Suggestibilität erkennen

In Krisensituationen und angespannten Lebenslagen reagieren Menschen besonders empfindlich auf die Worte ihres Gegenübers. Das liegt daran, dass die innere Aufmerksamkeit in solchen Momenten stark fokussiert ist und viele Filtermechanismen, die im Alltag für Distanz sorgen, außer Kraft gesetzt werden. Fachpersonen im Gesundheitswesen sollten sich bewusst machen, dass Betroffene in diesen Situationen hoch suggestibel sind. Suggestibilität beschreibt die Bereitschaft, innere Bilder, Bedeutungen und Gefühle direkt aus dem aufzunehmen, was von außen gesagt wird. Damit entsteht eine enorme Verantwortung. Worte können

Trost spenden und Orientierung geben, sie können aber ebenso leicht Angst auslösen und Hilflosigkeit verstärken.

Wenn Patient*innen beispielsweise hören, dass eine Krankheit „austherapiert" sei, bleibt dieses Bild oft wie eine Prägung bestehen. Der Begriff signalisiert Endgültigkeit und Ausweglosigkeit und kann zu einer lähmenden Problemtrance führen, die auch dann bestehen bleibt, wenn im weiteren Verlauf doch noch unterstützende Maßnahmen möglich sind. Ähnliche Wirkung haben Aussagen wie „Damit müssen Sie jetzt leben" oder „Da kann man nichts mehr machen". Solche Formulierungen engen den Handlungsspielraum ein, weil sie als absolute Wahrheit verankert werden. Selbst wenn sie nicht so gemeint sind, wirken sie wie unbewusste Suggestionen, die das Erleben prägen.

Salutogene Kommunikation zielt darauf, diese Dynamik bewusst zu gestalten. In dem Bewusstsein, dass jede Aussage in sensiblen Situationen Spuren hinterlässt, werden Worte gewählt die Handlungsspielräume offenhalten. Statt das Ende einer Möglichkeit zu betonen, kann hervorgehoben werden, welche Optionen weiterhin bestehen. Auch wenn eine Diagnose ernst ist, kann formuliert werden „Wir wissen, dass die Krankheit fortschreitet, gleichzeitig gibt es Wege, Beschwerden zu lindern und Ihre Lebensqualität zu unterstützen". Dieser Satz ist inhaltlich ehrlich, öffnet aber einen anderen Bedeutungsrahmen. Er signalisiert, dass nicht alles verloren ist und dass Begleitung bestehen bleibt.

Die hypnosystemische Sichtweise hilft zu verstehen, warum Suggestionen so wirkmächtig sind. Menschen befinden sich in belastenden Situationen häufig in einer Art Alltagstrance, die von Angst oder Hoffnungslosigkeit geprägt ist. Worte wirken dann wie Impulse, die diese Trance verstärken oder verändern können. Ein Satz, der auf Ressourcen verweist, kann einen inneren Suchprozess in Gang setzen und unbewusste Kräfte aktivieren. Eine Formulierung, die Endgültigkeit suggeriert, kann das Gegenteil bewirken und zu Resignation führen. Deshalb ist es entscheidend, Sprache nicht nur als neutrales Transportmittel von Informationen zu betrachten, sondern als aktives Gestaltungselement, das innere Prozesse steuert.

In der Praxis bedeutet dies, aufmerksam auf Metaphern, Bilder und Schlüsselbegriffe zu achten. Ein Beispiel ist die Formulierung „Wir kämpfen gemeinsam gegen die Krankheit". Für manche Menschen ist dieses Bild motivierend, für andere erzeugt es Druck und das Gefühl, in einem Krieg gefangen zu sein. Eine Alternative könnte lauten „Wir begleiten Sie dabei, so gut wie möglich mit der Krankheit zu leben". Damit wird weniger Konfrontation, dafür mehr Unterstützung und Partnerschaft signalisiert. Welche Worte gewählt werden, hängt immer auch von der individuellen Situation und den persönlichen Bedeutungen ab, die Betroffene mit Bildern verbinden.

Suggestibilität erfordert daher eine innere Haltung der Achtsamkeit. Fachpersonen sollten sich bewusst machen, dass sie mit jedem Satz Realitäten mitgestalten. Eine klare, ruhige Sprache, die Fakten benennt und gleichzeitig Ressourcen sichtbar macht, kann Vertrauen aufbauen. Ungenaue oder negativ aufgeladene Formulierungen dagegen können Belastung verstärken. Indem Sprache bewusst gewählt wird, entsteht eine Atmosphäre, die trotz schwieriger Umstände Zuversicht und Handlungsfähigkeit fördert.

Sprache in Krisen ist niemals neutral. Sie wirkt immer auf der Ebene der Bedeutungen und der inneren Bilder. Suggestibilität erkennen bedeutet, diese Wirkung nicht dem Zufall zu überlassen, sondern sie verantwortlich zu gestalten. Auf diese Weise wird Kommunikation zu einem Instrument, das Sicherheit vermittelt, Orientierung gibt und innere Kräfte aktiviert, anstatt Ängste und Hilflosigkeit zu verfestigen.

4.3   Widerstand nutzen statt bekämpfen

In vielen Gesprächen des medizinischen Alltags tritt Widerstand auf. Er äußert sich in Form von Ablehnung, Skepsis, Rückzug oder offenen Gegenargumenten. Auf den ersten Blick scheint dieser Widerstand hinderlich zu sein, weil er den Verlauf eines Gesprächs verlangsamt oder geplante Schritte infrage stellt. Wird er jedoch nur als Störung betrachtet, kommt es leicht zu einer Art Eskalation. Fachpersonen versuchen dann, mit noch mehr Argumenten oder Druck zu überzeugen, während die Betroffenen ihre Abwehr verstärken. Salutogene Kommunikation geht einen anderen Weg. Sie versteht Widerstand nicht als Problem, sondern als wertvolle Information über Bedürfnisse, Ängste oder Grenzen. Anstatt den Widerstand zu bekämpfen, wird er genutzt, um Zugang zu den Ressourcen der Betroffenen zu finden.

Deutlich wird durch die hypnosystemische Perspektive, dass Widerstand eine sinnvolle Funktion erfüllt. Er zeigt, dass Menschen versuchen, innere Kohärenz zu bewahren. Ein Nein bedeutet häufig nicht Ablehnung um der Ablehnung willen, sondern Ausdruck von Schutz, von dem Bedürfnis nach Kontrolle oder von dem Wunsch, in einem eigenen Tempo vorzugehen. Wird dieser Widerstand respektiert und ernst genommen, fühlen sich Betroffene gesehen. Allein die Erfahrung, dass ein Nein erlaubt ist, kann entlastend wirken. Dadurch entsteht Raum, in dem Vertrauen wachsen kann.

Ein wesentliches Element im Umgang mit Widerstand ist das Zuhören. Wer die ablehnende Haltung nicht sofort korrigiert, sondern nach den dahinterliegenden Gründen fragt, eröffnet einen Dialog. Ein Patient, der eine vorgeschlagene Therapie ablehnt, signalisiert damit möglicherweise nicht, dass er keine Behandlung möchte, sondern dass er Angst vor Nebenwirkungen hat oder schlechte Erfahrungen gemacht hat. Wenn diese Gründe benannt und gewürdigt werden, verändert sich die Gesprächsdynamik. Das Nein wird nicht länger als Blockade, sondern als Tür zu einem tieferen Verständnis sichtbar.

Praktisch bedeutet dies, Widerstand in Worte zu fassen, ohne ihn abzuwerten. Eine Aussage wie „Ich höre, dass Sie unsicher sind, ob dieser Weg für Sie passt" nimmt die Haltung ernst und schafft eine Brücke. Häufig öffnet sich dann die Möglichkeit, gemeinsam nach Alternativen zu suchen oder Bedingungen zu klären, unter denen ein Schritt doch machbar erscheint. Das Gespräch bleibt konstruktiv, weil es auf Kooperation statt Konfrontation ausgerichtet ist.

Widerstand ist auch ein Hinweis auf die innere Suchbewegung der Betroffenen. Hypnosystemisch betrachtet signalisiert er, dass eine Person noch nicht in einer stabilen Zustimmung ist, sondern zwischen verschiedenen Bedeutungen schwankt. Diese Ambivalenz kann genutzt werden, indem kleine Unterschiede betont werden. Wenn jemand sagt „Das bringt doch sowieso nichts", kann gefragt werden „Gab es eine Situation, in der Sie ein klein wenig Wirkung gespürt haben?" Auf diese Weise wird das Nein nicht ignoriert, sondern als Ausgangspunkt genutzt, um einen Zugang zu hilfreichen Erfahrungen zu schaffen.

In der salutogenen Perspektive trägt dieser Umgang mit Widerstand direkt dazu bei, Kohärenz zu stärken. Verstehbarkeit wächst, wenn die Gründe für die Ablehnung ernst genommen und gemeinsam erkundet werden. Handhabbarkeit steigt, weil Betroffene spüren, dass sie Einfluss auf den Prozess haben und nicht zu etwas gedrängt werden. Sinnhaftigkeit entsteht, weil deutlich wird, dass auch ein Nein Teil der Selbstbestimmung ist und respektiert wird.

Wenn Widerstand in dieser Weise als Ressource verstanden wird, verändert sich die Haltung der Fachpersonen. Statt im Gegenüber einen Störfaktor zu sehen, erkennen sie ein Signal für innere Bedürfnisse und Werte. Diese Haltung wirkt entlastend für beide Seiten. Das Gespräch erhält eine konstruktive Richtung, auch wenn die Entscheidung am Ende nicht sofort eine Zustimmung ist. Widerstand wird so zu einem Wegweiser, der zeigt, wo besondere Sensibilität, Geduld oder Klarheit gefragt sind.

Widerstand nutzen bedeutet letztlich, Kommunikation nicht als Kampf um Zustimmung, sondern als Begleitung im Prozess der Orientierung zu verstehen. Es geht darum, dem Nein Raum zu geben, es als Ausdruck von Autonomie zu respektieren und darin eine Ressource für die weitere Zusammenarbeit zu entdecken. Auf diese Weise wird aus einem scheinbaren Hindernis ein Beitrag zu einer tragfähigen Beziehung, die Motivation und Selbstwirksamkeit stärkt.

4.4　Entscheidungen gemeinsam tragen

Entscheidungssituationen gehören zu den Herausforderungen in der medizinischen Versorgung. Sie betreffen Diagnostik, Therapieoptionen, den Verlauf von Behandlungen und oft auch Fragen, die existenzielle Bedeutung haben. In solchen Momenten zeigt sich, wie Kommunikation gestaltet ist. Werden Entscheidungen einseitig vorgegeben, entsteht leicht das Gefühl von Fremdbestimmung und Ohnmacht. Werden sie hingegen ausschließlich den Betroffenen überlassen, kann dies Überforderung und Verunsicherung hervorrufen. Salutogene Kommunikation sucht auch hier einen mittleren Weg. Sie setzt auf das gemeinsame Tragen von Entscheidungen, in dem sowohl Fachwissen als auch die Lebenswelt der Betroffenen ernst genommen werden.

Shared Decision Making beschreibt dieses Vorgehen. Es bedeutet, dass Informationen transparent vermittelt, Optionen benannt und Vor- und Nachteile ehrlich dargestellt werden. Gleichzeitig werden die individuellen Werte, Prioritäten und Ressourcen der Betroffenen in die Entscheidungsfindung einbezogen. Auf diese Weise entsteht ein Prozess, der nicht nur kognitiv nachvollziehbar, sondern auch emotional tragfähig ist. Entscheidend ist dabei, dass Betroffene nicht gedrängt werden, sondern eine echte Wahl erleben. Sie sollen spüren, dass sie in ihrer Rolle als mitgestaltende Personen ernst genommen werden.

Die hypnosystemische Perspektive betont, dass Entscheidungsprozesse immer auch innere Suchbewegungen auslösen. Menschen wägen nicht nur Fakten ab, sondern verbinden jede Option mit Bildern, Bedeutungen und unbewussten Erwartungen. Kommunikation, die diese inneren Prozesse respektiert, schafft Sicherheit. Wenn beispielsweise mehrere Behandlungsmöglichkeiten bestehen, können Fragen wie „Welche dieser Optionen passt am besten zu Ihrem Alltag?" oder „Welche Möglichkeit gibt Ihnen das meiste Vertrauen?" helfen, innere Ressourcen in die Entscheidung einzubeziehen. Dadurch wird die Wahl nicht zu einer abstrakten Abwägung, sondern zu einem Schritt, der mit Sinn gefüllt ist.

Ein wesentliches Element ist die Zeit, die für Entscheidungen eingeräumt wird. Gerade bei schwerwiegenden Diagnosen ist es wichtig, Betroffenen nicht das Gefühl zu geben, sofort reagieren zu müssen. Eine kurze Phase der Reflexion, das Einbeziehen von Angehörigen oder das Angebot eines zweiten Gesprächs können entscheidend sein, damit eine Entscheidung nicht als Überrumpelung, sondern als bewusste Wahl erlebt wird. Hier kollidiert die salutogene Haltung häufig mit den realen Rahmenbedingungen im Gesundheitswesen, in denen hoher Zeit- und Leistungsdruck Gespräche oft stark verkürzt. Wird unter diesen Bedingungen versucht, komplexe Entscheidungen in wenigen Minuten zu klären, entsteht leicht zusätzlicher Stress und das Risiko, dass Patient*innen sich nicht wirklich beteiligt fühlen. Salutogene Kommunikation setzt deshalb auf geschützte Zeitfenster, etwa durch Doppeltermine oder klar strukturierte Nachsorgegespräche, die Raum für innere Klärung eröffnen. Auch kleine Signale wie die Frage „Möchten Sie sich das in Ruhe überlegen?" zeigen Respekt vor der Selbstbestimmung und entlasten die Situation.

Die salutogene Wirkung gemeinsamer Entscheidungen zeigt sich darin, dass das Kohärenzgefühl gestärkt wird. Verstehbarkeit entsteht, wenn Informationen klar und nachvollziehbar vermittelt werden. Handhabbarkeit wächst, wenn Betroffene erleben, dass sie Einfluss haben und ihre Stimme zählt. Sinnhaftigkeit entfaltet sich, wenn Entscheidungen im Einklang mit den eigenen Werten und Lebenszielen stehen. Dadurch wird eine Behandlung nicht als fremdbestimmte Maßnahme, sondern als gemeinsamer Prozess erlebt, der für die Vertrauensbildung und Motivation förderlich ist.

Im Alltag der Gesundheitsberufe bedeutet dies, nicht nur auf das Ergebnis der Entscheidung zu schauen, sondern auch auf den Weg dorthin. Schon die Art der Gesprächsführung hat Wirkung. Eine klare, wertschätzende Sprache, die Optionen eröffnet und Verständnis für Unsicherheiten zeigt, schafft eine Atmosphäre von Zusammenarbeit. Wenn Betroffene spüren, dass auch Zweifel Platz haben dürfen, erleben sie die Entscheidung als Teil ihrer Autonomie und nicht als Zwang.

Entscheidungen gemeinsam zu tragen bedeutet damit, Verantwortung partnerschaftlich zu gestalten. Fachpersonen bringen ihre Expertise ein, Betroffene ihre Erfahrungen, Wünsche und Werte. Erst in dieser Verbindung entsteht eine tragfähige Grundlage, auf der auch schwierige Schritte gegangen werden können. Salutogene Kommunikation unterstützt diesen Prozess, indem sie Klarheit schafft, Sinn betont und Beziehung sichert. Sie macht aus einer oft belastenden Situation eine Erfahrung von Mitgestaltung, die Vertrauen stärkt und Handlungskraft fördert.

4.5   Beispiel: Alternativen für schwere Gespräche: „Sie sind austherapiert"

Ein Patient stellt nach einer langen Behandlungsphase die direkte Frage: „Gibt es noch eine Therapie, die helfen kann, oder ist alles ausgeschöpft?" Der Arzt antwortet knapp: „Sie sind austherapiert." Die Wirkung dieser Worte ist tiefgreifend. Das Bild der Endgültigkeit verankert sich, der Patient erlebt Ohnmacht und Resignation. Der Satz suggeriert, dass es keinen Handlungsspielraum mehr gibt und die Situation ausschließlich von Ausweglosigkeit geprägt ist.

Eine salutogen orientierte Alternative würde dieselbe Realität nicht beschönigen, aber in eine andere Sprache fassen. Der Arzt könnte antworten: „Die bisherigen Behandlungen haben ihre Möglichkeiten ausgeschöpft. Wir wissen, dass die Krankheit fortschreitet. Gleichzeitig gibt es verschiedene Wege, wie wir Ihre Beschwerden lindern und Ihre Lebensqualität bestmöglich unterstützen können." Damit wird deutlich, dass zwar keine heilende Therapie verfügbar ist, jedoch eine Begleitung bleibt, die Entlastung und Fürsorge anbietet. Ein solches Gespräch öffnet die Wahrnehmung für Handlungsmöglichkeiten, die sonst hinter dem Gefühl endgültiger Ausweglosigkeit verborgen blieben.

Auch eine Formulierung wie „Wir schauen jetzt gemeinsam darauf, was Ihnen im Alltag wichtig ist, und welche Unterstützung wir organisieren können, damit Sie möglichst viel davon erleben können" verlagert den Fokus. Sie zeigt, dass weiterhin Optionen bestehen, die Sinn stiften und Selbstbestimmung ermöglichen. Die Belastung wird anerkannt, doch gleichzeitig entsteht eine neue Perspektive, die Motivation und Hoffnung Raum gibt.

Das Beispiel verdeutlicht: Nicht die medizinische Tatsache verändert sich, sondern der sprachliche Rahmen. Eine defizitorientierte Aussage schließt Türen, eine salutogene Sprache öffnet neue Spielräume, in denen Handlungsfähigkeit und Sinn erhalten bleiben.

Impuls: Drei Fragen für sinnorientierte Kommunikation in Grenzsituationen

In besonders schwierigen Gesprächssituationen, etwa bei schlechten Prognosen, Therapieabbrüchen oder existenziellen Entscheidungen, kann ein einfaches Set von drei Fragen Orientierung und Sinn fördern. Sie sind flexibel einsetzbar und bilden dennoch einen roten Faden, der Verstehbarkeit, Handhabbarkeit und Sinnhaftigkeit stärkt.

Die erste Frage lautet: „Was ist Ihnen im Moment am wichtigsten?" Sie richtet die Aufmerksamkeit auf zentrale Bedürfnisse und Werte, die auch in einer Krise Orientierung bieten. Dadurch werden Prioritäten sichtbar, die als Kompass für weitere Schritte dienen.

Die zweite Frage lautet: „Was gibt Ihnen in dieser Situation Halt?" Sie öffnet den Blick auf innere und äußere Ressourcen, die bereits vorhanden sind. Dies können Menschen, Rituale, Erinnerungen oder kleine Alltagsgewohnheiten sein. Das Bewusstwerden solcher Anker vermittelt Stabilität und zeigt, dass Unterstützung verfügbar ist.

Die dritte Frage lautet: „Wofür lohnt es sich, Ihre Kraft jetzt einzusetzen?" Sie lenkt den Blick auf Sinn und motivierende Aspekte der Zukunft. Auch wenn Heilung nicht möglich ist, werden Ziele sichtbar, die im Alltag tragen können, etwa Nähe zu erleben, Zeit zu gestalten oder Selbstbestimmung zu bewahren.

Anwendung

Dieses Fragen-Set kann in Gesprächen mit Patient*innen ebenso eingesetzt werden wie in der Begleitung von Angehörigen. Es ist flexibel, leicht verständlich und lässt Raum für individuelle Antworten. Die Fragen eröffnen einen Dialog, der die existenzielle Schwere anerkennt, gleichzeitig aber auf Sinn, Ressourcen und Handlungsfähigkeit verweist. Dadurch bleibt das Gespräch nicht in der Ausweglosigkeit stehen, sondern wird zu einer Quelle von Orientierung und innerer Stabilität.

Sprache und kulturverändernde Kommunikation im Team

5

5.1 Kommunikation im Team gestalten

Teams im Gesundheitswesen arbeiten in einem Umfeld, das von hoher Belastung, engem Zeitmanagement und komplexen Aufgaben geprägt ist. Gerade deshalb erhält die Art der Kommunikation ein besonderes Gewicht. Weil strukturelle Faktoren wie Zeit- und Leistungsdruck selten vollständig zu verändern sind, gewinnt Sprache im Team eine strategische Funktion. Sie entscheidet darüber, ob Zusammenarbeit von Vertrauen, Klarheit und gegenseitiger Unterstützung geprägt ist oder ob Missverständnisse, Konflikte und Ineffizienz entstehen. Teamkommunikation ist daher weit mehr als Informationsweitergabe. Sie ist ein wichtiges Element der Beziehungsgestaltung und prägt die Kultur, in der Menschen täglich arbeiten.

Eine wesentliche Aufgabe besteht darin, Verstehbarkeit herzustellen. Informationen müssen nicht nur weitergegeben, sondern so vermittelt werden, dass ihre Bedeutung einordnungsfähig bleibt. Klare Sprache, sichtbare Prioritäten und transparente Abläufe schaffen Orientierung. Ebenso wichtig ist die Förderung von Handhabbarkeit. Wenn Zuständigkeiten klar benannt werden, erleben sich Teammitglieder als wirksam und handlungsfähig. Kommunikation stärkt zudem Sinnhaftigkeit, wenn deutlich wird, dass die gemeinsame Arbeit Teil einer bedeutsamen Aufgabe im Dienst der Patientinnen und Patienten ist. Führung beginnt daher im Wording. Wie über Aufgaben gesprochen wird, beeinflusst unmittelbar die erlebte Handhabbarkeit.

Aus hypnosystemischer Sicht gilt auch im Team, dass Sprache Wirklichkeit konstruiert. Ein Satz wie „Wir schaffen das nie" erzeugt Überforderung, während „Wir schauen gemeinsam auf die Aufteilung" Kooperation fördert. Kommunika-

A. Lübken, M. Wiemer, *Salutogene Kommunikation für Gesundheitsberufe*, essentials, https://doi.org/10.1007/978-3-662-73174-1_5

tion prägt damit die innere Ausrichtung. Wer sich unterstützt fühlt, kann Ressourcen einbringen. Wer sich übergangen fühlt, zieht sich zurück oder reagiert mit Widerstand.

Besonders wirksam ist ein Klima, in dem jede Stimme gehört wird. Unterschiedliche Perspektiven gelten dann nicht als Hindernis, sondern als Ressource. Praktisch bedeutet dies, auch leisen Stimmen Raum zu geben und bewusst nachzufragen, bevor Entscheidungen getroffen werden. So entsteht eine Kultur der Beteiligung, die Vertrauen stärkt und das Kohärenzgefühl des Einzelnen unterstützt.

Eine wesentliche Rolle spielt auch die sprachliche Gestaltung von Konflikten. Werden Differenzen verschwiegen oder in scharfem Ton ausgetragen, verhärten sich Fronten. Salutogene Kommunikation setzt dagegen auf die Anerkennung der Unterschiede und sucht nach gemeinsamen Bedeutungsrahmen. Statt „Das haben Sie falsch gemacht" kann formuliert werden „Hier gibt es eine Schwierigkeit, lassen Sie uns gemeinsam überlegen, wie wir eine Lösung finden". Dieser Umgang wahrt Respekt und hält den Blick auf Entwicklung gerichtet.

Wertschätzung ist ein weiterer Baustein salutogener Teamkultur. Kleine sprachliche Gesten wie ein kurzes „Danke", das Benennen gelungener Momente oder das Anerkennen hoher Belastungen haben große Wirkung. Sie stärken Sinn und Zugehörigkeit und wirken motivierend weit über den Moment hinaus.

Kommunikation im Team gestalten heißt deshalb, Sprache bewusst einzusetzen. Es geht nicht allein um den effizienten Austausch von Informationen, sondern um den Aufbau eines Klimas, das von Klarheit, Respekt und Kooperation getragen wird. Sprache ist damit nicht nur Werkzeug, sondern zentrales Medium salutogener Führung. Sie strukturiert den Alltag, prägt Beziehungen und schafft die Bedingungen für Handlungsfähigkeit, insbesondere unter hohem Druck.

Führung zeigt sich in jedem Wort. Ob Prioritäten gesetzt, Ressourcen sichtbar gemacht oder Sinnzusammenhänge hervorgehoben werden, entscheidet über Verstehbarkeit, Handhabbarkeit und Sinnhaftigkeit im Team. Sprache bildet damit das strategische Fundament salutogener hypnosystemischer Kommunikation und ermöglicht ihre Umsetzung im Alltag.

5.2   Sprache im Alltag: Pflege, Therapie

Der Alltag in Pflege und Therapie ist geprägt von kurzen Kontakten, wiederkehrenden Routinen und einer hohen Dichte an Aufgaben. Gerade in dieser Verdichtung zeigt sich, dass Sprache weit mehr ist als ein Werkzeug zur Weitergabe von Informationen. Sie wird zu einer entscheidenden Ressource, um mit Zeitdruck umzugehen und gleichzeitig Vertrauen zu sichern. Sprache entscheidet, ob enge

Abläufe als machbar oder als bedrohlich erlebt werden. Salutogene Kommunikation macht deutlich, dass es nicht auf große Reden ankommt, sondern auf die vielen kleinen sprachlichen Handlungen, die im Laufe eines Tages stattfinden.

Besonders deutlich wird dies an den Schnittstellen zwischen Berufsgruppen. Ärztliche Berichte, pflegerische Beobachtungen und therapeutische Rückmeldungen folgen jeweils eigener Terminologie. Wenn diese Sprachen unverbunden nebeneinanderstehen, entsteht nicht nur Missverständnis, sondern auch das Risiko, dass Betroffene sich im Prozess verloren fühlen. Ein kompaktes Übergabe-Miniskript kann hier helfen. Es übersetzt medizinische Fachsprache in konkrete Beobachtungen und verbindet sie mit alltagsnahen Formulierungen. Beispiel: „Der Arztbericht spricht von orthostatischer Hypotonie. In der Pflege bedeutet das: Schwindel beim Aufstehen, Blutdruck fällt ab. Wir achten deshalb besonders auf die erste Mobilisation am Morgen." Auf diese Weise wird Verstehbarkeit gesichert, weil jede Berufsgruppe an die vorhandenen Informationen anknüpfen kann.

Auch in multiprofessionellen Fallkonferenzen spielt Sprache eine entscheidende Rolle. Unter Zeitdruck entsteht leicht ein Sprachstil, der durch Fachjargon, Abkürzungen oder unklare Andeutungen geprägt ist. Salutogene Kommunikation fordert hier eine Art Sprachhygiene: Die Regel lautet: kurze, klare Aussagen, bewusste Übersetzung von Fachbegriffen und aktive Pausen zum Nachfragen. So wird verhindert, dass Betroffene oder stille Teammitglieder den Anschluss verlieren.

Ein wichtiger Aspekt ist eine „zeitbewusste Kommunikation", die Präsenz auch unter Druck ermöglicht. Sie wirkt wie ein kulturelles Gegenmittel gegen Hektik. Als Teamregel formuliert, kurz, klar, mit Pausen, sorgt sie dafür, dass Kommunikation nicht gehetzt wirkt, sondern Orientierung bietet. Gerade unter Druck ist es verlockend, schnell zu sprechen oder Inhalte zu verdichten. Doch diese Sprachweise verstärkt das Erleben von Stress und Ohnmacht. Wer stattdessen bewusst kurze Pausen setzt und Botschaften klar strukturiert, signalisiert Präsenz. Schon ein Moment des Innehaltens zeigt: Es bleibt Raum zum Verstehen, auch wenn die Abläufe eng getaktet sind.

Die hypnosystemische Perspektive verdeutlicht, dass Sprache im Alltag oft unbewusst wirkt. Wiederholte Formulierungen können zu inneren Mustern werden, die das Erleben der Betroffenen prägen. Aussagen wie „Das schaffen Sie nie alleine" können eine problemfixierte Trance verstärken, während Formulierungen wie „Wir schauen, wie es mit ein wenig Unterstützung gelingt" eine ressourcenorientierte Fokussierung eröffnen. Gerade unter Zeitdruck entscheidet sich, ob Sprache Einengung und Stress verdichtet oder ob sie einen Rahmen von Handhabbarkeit und Zuversicht eröffnet.

Damit wird der Dialog im Alltag nicht nur zum Mittel der Beziehungsgestaltung, sondern auch zur Brücke zwischen Berufsgruppen. Übergaben, Konferenzen und kurze Absprachen werden zu Gelegenheiten, salutogene Prinzipien sichtbar zu machen und eine gemeinsame Kultur der Verständlichkeit zu etablieren. So entsteht eine doppelte Wirkung: nach innen entlastet Sprache Teams, nach außen gibt sie Patient*innen Halt. Auf diese Weise erhält Sprache im Alltag von Pflege und Therapie eine strategische Funktion: Sie sorgt dafür, dass trotz Zeitdruck ein Klima entsteht, in dem Vertrauen, Motivation und Orientierung gesichert bleiben.

5.3   Zeitfenster bewusst nutzen

Arbeit im Gesundheitswesen findet häufig unter Bedingungen hoher zeitlicher Verdichtung statt. Dennoch entstehen im Alltag immer wieder kurze Kontaktmomente, die für Betroffene eine große Bedeutung haben können. Salutogene Kommunikation richtet den Blick genau auf diese Zeitfenster. Selbst in wenigen Sekunden kann Sprache Orientierung geben, Sicherheit vermitteln und Beziehung spürbar machen. Entscheidend ist weniger die Dauer als die bewusste Gestaltung des Moments.

Viele Begegnungen erfolgen im Vorübergehen. Eine Pflegekraft, die beim Betreten des Zimmers den Namen einer Person nennt und kurz Blickkontakt herstellt, vermittelt Präsenz und Respekt. Ähnlich wirken therapeutische Miniimpulse, etwa wenn zwischen zwei Übungen ein Fortschritt benannt wird. Trotz hohen Drucks entsteht so ein Moment des Gesehenwerdens, der das Erleben sofort verändern kann. Dies gilt auch in Situationen, in denen Menschen am Lebensende begleitet werden. Gerade dort können wenige achtsame Worte oder ein stiller Moment Halt und Stabilität vermitteln oder Beziehung spürbar machen, selbst wenn medizinische Möglichkeiten begrenzt sind.

Hypnosystemisch betrachtet haben solche Mikrokommunikationen besondere Bedeutung, weil sie wie kleine Impulse wirken, die den inneren Fokus verschieben. Gerade in diesen Momenten können belastende Krankheitsnarrative reframed werden. Während der Satz „Ihre Erkrankung macht Ihnen zu schaffen" Defizit und Schwere betont, öffnet die Formulierung „Trotz dieser Erkrankung machen Sie Fortschritte" einen Bedeutungsraum, der Handlungsfähigkeit stärkt. Aus einer problemorientierten Geschichte entsteht eine Erzählung von Bewältigung und Entwicklung.

Zeitfenster bewusst zu nutzen bedeutet auch, Stille einzubeziehen. Selbst wenige Sekunden Schweigen nach einer belastenden Aussage geben Raum, die Worte zu verarbeiten. Oft entsteht gerade in dieser kurzen Pause der innere Schritt, der Stabilität ermöglicht. Wer dieses Innehalten zulässt, zeigt Präsenz, auch ohne viele Worte.

Diese Mikrointerventionen können den Druck der Arbeitsbedingungen abfedern, ersetzen jedoch nicht die Notwendigkeit strukturierter Gesprächszeiten. Salutogene Kommunikation versteht sie als Ressource, die Beziehung stärkt, ohne die organisatorischen Rahmenbedingungen auszublenden.

Die salutogene Perspektive macht deutlich, dass die Qualität von Kommunikation nicht durch Länge bestimmt wird, sondern durch Verstehbarkeit, Handhabbarkeit und Sinn. Wenn ein Krankheitsgeschehen reframed wird, kann selbst ein kurzer Satz die Wahrnehmung einer Behandlung verändern. Ein knapper Hinweis wie „Ich komme gleich wieder, damit wir Ihre Fragen in Ruhe besprechen können" vermittelt mehr Orientierung als eine lange, unklare Erklärung.

Auch im Team spielen solche Momente eine wichtige Rolle. Übergaben, kurze Absprachen oder Dienstwechsel entscheiden über Kontinuität und Verlässlichkeit. Ein präziser Satz wie „Bitte achten Sie heute besonders auf die Flüssigkeitsbilanz, sie ist wichtig für die weitere Therapie" schafft Klarheit und Priorität. Mikrokommunikation verbindet damit fachliche Präzision mit emotionaler Orientierung.

Zeitfenster bewusst zu nutzen heißt, die Wirksamkeit jedes Moments ernst zu nehmen. Wenn Sprache klar, respektvoll und ressourcenorientiert eingesetzt wird, verwandeln sich Sekunden in bedeutsame Begegnungen. Reframing eröffnet neue Deutungen und stärkt das Kohärenzgefühl. Gerade weil Zeit knapp ist, gewinnen diese kurzen Interventionen an Bedeutung. Sie zeigen, dass Beziehung auch in kleinsten Einheiten erfahrbar wird und zugleich, dass echte Gesprächsqualität eine strukturell geschützte Ressource bleiben muss.

5.4 Kommunikation als Kulturveränderung

Kommunikation im Gesundheitswesen ist mehr als ein individuelles Handeln einzelner Fachpersonen. Sie prägt das Klima einer Organisation, beeinflusst die Qualität der Zusammenarbeit und bestimmt, wie Menschen ihre Versorgung erleben. Ein bislang wenig beachteter Aspekt kultureller Kommunikation ist die alltägliche Sprache, mit der über Menschen, Abläufe und Situationen gesprochen wird. Viele Formulierungen haben sich über Jahre eingeprägt und werden kaum noch bewusst wahrgenommen, obwohl sie das Erleben stark beeinflussen. Wenn von „der Vier, die etwas braucht", „dem OP, der drängelt" oder „Patienten, die nicht mitmachen" gesprochen wird, entstehen sprachliche Umgebungen, die Distanz erzeugen und eine Atmosphäre der Entmenschlichung fördern. Auch Begriffe wie „Wahnsinn", „unmöglich" oder ein ständiges „müssen" prägen, wie Belastung und Handlungsspielräume erlebt werden.

Hypnosystemisch betrachtet sind solche Routinen nicht harmlos. Sie formen innere Bilder und lenken die Aufmerksamkeit auf Defizite, Engpässe oder Zuschreibungen von Schuld. Dadurch verstärken sie Problemtrancen und können das Kohärenzgefühl aller Beteiligten schwächen. Sprache dieser Art wirkt wie ein unbewusstes Lernfeld, in dem Haltungen fortgeschrieben werden. Wenn Menschen immer wieder hören, dass Abläufe drängen, dass jemand „schwierig" sei oder etwas „muss", entsteht ein Bedeutungsraum, in dem Überforderung normalisiert und Handlungsspielraum eingeschränkt wird.

Eine salutogene Sprachkultur setzt bewusst einen anderen Akzent. Sie macht sichtbar, dass dieselben Situationen wertschätzend und präzise beschrieben werden können. Statt „der OP drängelt" kann gesagt werden „Die Kolleginnen im OP warten auf Rückmeldung". Statt „die Vier braucht etwas" entsteht mit „Frau Müller braucht Unterstützung beim Aufstehen" eine Sprache, die Menschen benennt und Beziehungen stärkt. Und wo bisher „Ich muss durch die Zimmer" formuliert wurde, eröffnet „Ich gehe gleich zu Frau Schmidt und schaue nach ihr" einen Rahmen, der Handlungsspielräume und Präsenz betont.

Die bewusste Gestaltung solcher Mikroformulierungen ist ein kultureller Hebel. Sie verändert nicht nur den Klang des Alltags, sondern auch das Erleben von Wertschätzung, Verantwortlichkeit und Handhabbarkeit. Teams, die ihren Sprachgebrauch reflektieren, schaffen ein Umfeld, in dem sich Menschen gesehen fühlen und Belastungen eher als gemeinsame Aufgabe erlebt werden. Auf diese Weise wird die Auseinandersetzung mit pathologisierenden Sprachmustern zu einem Baustein salutogener Organisationskultur.

Salutogene Kommunikation wird zum Schlüssel grundlegenden Wandels im Miteinander. Sie prägt nicht nur einzelne Gespräche, sondern auch die Haltung, mit der Teams und Einrichtungen aufeinander und auf Betroffene zugehen. Sprache wird zur Keimzelle eines gemeinsamen Verständnisses, das Orientierung, Respekt und Sinn stärkt.

Ein solcher Wandel beginnt im Kleinen. Wenn sich in Übergaben, Visiten oder Teambesprechungen eine wertschätzende Sprache etabliert, wirkt dies auf die Atmosphäre und die Motivation der Mitarbeitenden. Wer erlebt, dass seine Stimme gehört wird, entwickelt Zugehörigkeit, und wer Anerkennung für Beiträge erhält, bringt sich aktiver ein. Sprache schafft Klarheit und emotionale Bindung. Belastungen werden gemeinsamer getragen, was die Resilienz des Teams stärkt.

Hypnosystemisch betrachtet entfaltet kulturelle Kommunikation ihre Wirkung dadurch, dass wiederkehrende Muster innere Haltungen prägen. Wenn der Satz

„Das schaffen wir gemeinsam" selbstverständlich wird, entsteht ein tragendes Narrativ, auch für schwierige Phasen. Sprache, die Defizite betont oder Schuld transportiert, erzeugt dagegen ein Klima von Angst und Rückzug. Kultur entsteht also nicht nur durch Strukturen oder Leitbilder, sondern vor allem durch den alltäglichen Sprachgebrauch.

Damit salutogene Kommunikation auf organisationaler Ebene wirksam wird, braucht es verbindliche sprachliche Standards. Hilfreich sind ein strukturiertes Übergabescript für Verständlichkeit, ein Leitfaden für Shared Decision Making mit Teach Back, um echtes Verstehen zu sichern, sowie ein Feedbackformat, das Wertschätzung institutionalisiert und Kritik lösungsorientiert kanalisiert. Diese Instrumente machen salutogene Kommunikation überprüfbar und wiederholbar.

Herausfordernd sind die systemischen Rahmenbedingungen. Zeit- und Leistungsdruck lassen oft keinen Raum für gelingende Kommunikation, obwohl sie das Fundament einer tragfähigen Kultur wäre. Deshalb gehören Reformpunkte wie die Honorierung sprechender, beziehungsorientierter Leistung, feste Zeitinseln für Austausch und Fortbildungsstandards in salutogener hypnosystemischer Kommunikation auf die Agenda. Erst wenn Sprache als Kernaufgabe anerkannt und strukturell geschützt ist, kann sie nachhaltig wirksam werden.

Die salutogene Perspektive zeigt, dass eine Kulturveränderung durch Sprache die drei Kernaspekte des Kohärenzgefühls stärkt. Verstehbarkeit wächst durch transparente Informationen, Handhabbarkeit durch klare Verantwortlichkeiten und Sinnhaftigkeit durch die Erfahrung, dass die gemeinsame Aufgabe wertvoll ist und Menschen unterstützt.

Kommunikation als kulturelle Veränderung bedeutet auch, Machtverhältnisse neu zu gestalten. In hierarchischen Strukturen kann eine klare, respektvolle Sprache Brücken schlagen. Wenn leitende Personen offen kommunizieren, Fragen zulassen und unterschiedliche Perspektiven anerkennen, verändert sich das Klima. Mitarbeitende erleben sich als Mitgestaltende, was Motivation stärkt und Rückzug reduziert.

Eine veränderte Sprachkultur wirkt langfristig auf das Selbstverständnis einer Einrichtung. Wenn Vermittlungssprache bewusst gestaltet und durch Qualitätsinstrumente unterstützt wird, entsteht ein verlässlicher Rahmen. Sprache wird atmosphärisch und systematisch gesundheitsfördernd.

Die Kraft salutogener Kommunikation liegt darin, dass sie als innere Haltung verstanden wird. Sprache entscheidet, ob Beziehungen tragfähig sind, ob Vertrauen wächst und ob Belastung zu zusätzlicher Last oder zu Sinn führt. Auf organisationaler Ebene heißt das: Strukturen prägen Kultur, und Kultur prägt Sprache. Gelingt dies, wird Kommunikation zu einer Ressource, die Gesundheit fördert und Würde wahrt.

5.5   Fallvignette: „Kurze Übergabe, starke Wirkung"

In einer internistischen Klinik beginnt der Frühdienst mit einer Übergabe, die wegen des hohen Arbeitsaufkommens besonders knapp gehalten werden muss. Die Nachtschwester berichtet der neuen Kollegin: „Herr Müller von Zimmer zwölf hatte in der Nacht Schmerzen, bekam ein Schmerzmittel, danach ruhig geschlafen. Heute Morgen leichter Schwindel beim Aufstehen, Blutdruck gemessen, Werte stabil. Arztvisite um zehn Uhr." Die Übergabe dauert kaum länger als eine Minute, die Beteiligten wissen, dass nur das Wesentlichste gesagt werden kann.

Trotz der Kürze enthält diese Übergabe alle entscheidenden Informationen. Die neue Kollegin geht nach der Schichtbesprechung direkt zu Zimmer zwölf. Sie begrüßt den Patienten mit seinem Namen, stellt sich vor und sagt: „Mir wurde berichtet, dass Sie heute Morgen Schwindel hatten. Ich möchte jetzt gleich gemeinsam mit Ihnen aufstehen und schauen, wie es geht. Danach bereite ich Sie für die Visite vor." Der Patient wirkt zunächst angespannt, entspannt sich jedoch sichtlich, als er merkt, dass seine Situation wahrgenommen wurde. Als er vorsichtig aufsteht, sagt er: „Gut, dass Sie das gleich ansprechen, ich hatte Sorge, dass es untergeht." Die Pflegekraft nickt und antwortet: „Genau deshalb schaue ich sofort nach. Sie können sich darauf verlassen, dass wir das im Blick behalten."

Die Begegnung dauert nur wenige Minuten, doch ihre Wirkung ist größer als die Situation vermuten lässt. Der Patient erlebt, dass seine Symptome nicht nur registriert, sondern ernst genommen werden. Er fühlt sich gesehen und in seinem Anliegen respektiert. Die Pflegekraft wiederum spürt, dass eine klare, knappe Übergabe ihr ermöglicht hat, gezielt zu handeln und Vertrauen aufzubauen.

Diese Fallvignette zeigt, dass Kommunikation im Team nicht an der Länge einer Übergabe gemessen werden muss, sondern an der Klarheit und Relevanz der übermittelten Informationen. Die Worte der Nachtschwester waren präzise genug, damit die Kollegin im Frühdienst sofort mit einem gezielten, wertschätzenden Gespräch einsteigen konnte. So wurde das Kohärenzgefühl des Patienten gestärkt: Verstehbarkeit durch transparente Information, Handhabbarkeit durch sofortige Unterstützung, Sinnhaftigkeit durch das Erleben, dass er als Person im Mittelpunkt steht.

Die Episode verdeutlicht, dass Sprache selbst in kürzesten Kontaktmomenten eine gesundheitsfördernde Wirkung entfalten kann. Eine kurze Übergabe wird so zu einem Beispiel dafür, wie eine salutogene Sprachkultur Vertrauen, Orientierung und Motivation in den Alltag einer Station bringen kann.

Impuls: Reflexionsfragen für Teams

Die Qualität von Teamkommunikation zeigt sich nicht allein in Abläufen oder Ergebnissen, sondern vor allem darin, wie Sprache erlebt wird. Um salutogene Kommunikation im Alltag zu verankern, kann es hilfreich sein, regelmäßige kurze Reflexionsmomente einzubauen. Sie dienen nicht dazu, Fehler zu suchen, sondern ermöglichen, die eigene Sprachkultur bewusst wahrzunehmen und weiterzuentwickeln.

Ein praktischer Rahmen besteht darin, am Ende einer Übergabe, nach einer Teambesprechung oder in regelmäßigen Abständen eine dieser Fragen gemeinsam zu stellen. Schon wenige Minuten reichen aus, um Wirkung zu entfalten. Die Fragen lassen sich einzeln oder im Set nutzen.

Die erste Frage lautet: „Haben wir in dieser Übergabe oder Besprechung alle relevanten Informationen so vermittelt, dass sie verständlich und einordbar sind?" Sie bezieht sich auf die Dimension der Verstehbarkeit. Indem Teams prüfen, ob Klarheit hergestellt wurde, entsteht Bewusstsein für die Art, wie Informationen strukturiert und vermittelt werden.

Die zweite Frage lautet: „Wo haben wir heute Sprache genutzt, die Vertrauen gestärkt und Zusammenarbeit erleichtert hat?" Sie knüpft an die Dimension der Handhabbarkeit an. Teams richten ihre Aufmerksamkeit auf das, was bereits gelungen ist. Dadurch werden positive Muster sichtbarer und können in zukünftigen Gesprächen bewusst fortgeführt werden.

Die dritte Frage lautet: „Gab es Situationen, in denen unsere Kommunikation Unsicherheit oder Belastung verstärkt hat, und was können wir daraus lernen?" Diese Frage öffnet den Blick für die Dimension der Sinnhaftigkeit. Sie macht deutlich, dass Sprache nicht nur Abläufe organisiert, sondern auch das emotionale Erleben prägt. Die Suche nach Alternativen oder neuen Formulierungen stärkt die gemeinsame Kompetenz, Sinn zu vermitteln.

Anwendung

Teams können diese Reflexionsfragen in unterschiedlichen Kontexten einsetzen. In einer Stationsbesprechung kann die erste Frage genügen, um Klarheit über Informationsfluss herzustellen. Nach einer multiprofessionellen Sitzung kann die zweite Frage helfen, gelingende Kommunikation sichtbar zu machen. In einer belastenden Situation, etwa nach einem Notfall, kann die dritte Frage zur Entlastung beitragen, indem sie offenlegt, welche Worte unbeabsichtigt verunsichert haben und wie daraus gelernt werden kann.

Besonders nachhaltig wird das Tool, wenn es ritualisiert wird. Manche Teams wählen am Ende jeder Woche eine der Fragen aus und nehmen sich fünf Minuten Zeit, darüber zu sprechen. Andere bauen die Fragen in monatliche Qualitätsrunden ein. Entscheidend ist nicht die Häufigkeit, sondern die Haltung: Kommunikation wird nicht als selbstverständlich hingenommen, sondern als gestaltbare Ressource verstanden.

Der Effekt zeigt sich darin, dass salutogene Prinzipien konkret im Alltag verankert werden. Mit jeder Reflexion wächst das Bewusstsein, dass Sprache Beziehungen formt und Kultur prägt. Teams erfahren, dass sie selbst Einfluss auf das Klima ihrer Zusammenarbeit haben. So wird aus einer einfachen Fragenstruktur ein wirksames Instrument, das Klarheit, Vertrauen und Sinn stärkt und langfristig eine gesundheitsfördernde Sprachkultur etabliert.

Was Sie aus diesem *essential* mitnehmen können

- Dieses Essential zeigt, dass Sprache im Gesundheitswesen weit mehr ist als Informationsvermittlung, sondern ein zentraler Wirkfaktor für Orientierung, Vertrauen und Gesundheit.
- Es macht deutlich, dass salutogene Kommunikation Motivation, Selbstwirksamkeit und Resilienz stärkt und zugleich iatrogene Risiken wie Angst, Unsicherheit oder Ohnmacht mindern kann.
- Das Essential beschreibt, wie Fachpersonen durch klare, respektvolle und empathische Sprache auch unter Zeitdruck heilsame Impulse setzen und schwierige Gespräche tragfähig gestalten können.
- Es legt dar, dass eine salutogene Haltung nicht nur individuelle Gespräche prägt, sondern auch die Grundlage für eine gesundheitsfördernde Team- und Organisationskultur bildet.
- Das Essential bietet praxisnahe Methoden, Beispiele und Reflexionsimpulse, um Kommunikation im Alltag gezielt als Ressource für Heilung, Zusammenarbeit und Kulturwandel einzusetzen.

Literatur

Antonovsky A, Franke A (1997) Salutogenese: Zur Entmystifizierung der Gesundheit. DGVT Verlag, Tübingen

Grawe K (2004) Neuropsychotherapie. Hogrefe, Göttingen

Petzold TD (2022a) Drei entscheidende Fragen: Salutogene Kommunikation zur gesunden Entwicklung. Verlag Gesunde Entwicklung, Bad Gandersheim

Petzold TD (2022b) Kokreativ gesund entwickeln: Salutogenese als radikal integratives Gesundheitskonzept. Verlag Gesunde Entwicklung, Bad Gandersheim

Prior M (2023) MiniMax-Interventionen: 15 minimale Interventionen mit maximaler Wirkung. Carl-Auer, Heidelberg

Schmidt G (2024) Einführung in die hypnosystemische Therapie und Beratung. Carl-Auer, Heidelberg

Weiterführende Literatur

Antonovsky A (1979) Health, Stress and Coping. Jossey-Bass, San Francisco

Antonovsky A (1987) Unraveling the mystery of health: how people manage stress and stay well. Jossey-Bass, San Francisco

Ahrend B, Vonbank P, Leschke A (2025) Management – mit Sinn: Zehn Grundsätze für eine sinnzentrierte Organisationsführung. Springer Gabler, Wiesbaden

Cott A (2014) Das Modell der Salutogenese von Aaron Antonovsky. Stellenwert und Nutzung für die Prävention und Rehabilitation. GRIN, München

Delius S, Strobel C (2024) Zusammen entscheiden: tools, Anleitungen, Erprobte Rezepte. Car-Auer, Heidelberg

Grabert A (2015) Salutogenese und Bewältigung psychischer Erkrankung: Einsatz des Kohärenzgefühls in der Sozialen Arbeit. Jacobs Verlag, Lage

Hahn A (2024) Horizonte der Kommunikation. Springer VS, Wiesbaden

Hoos-Leistner H (2020) Kommunikation im Gesundheitswesen. Springer, Berlin

Hullmann I (2023) Hypnosystemische Top-10-tools: Mit Leichtigkeit wirksam werden in Therapie und coaching. Schattauer, Stuttgart

Kaluza G (2020) Salute! Was die Seele stark macht: Programm zur Förderung psychosozialer Gesundheitsressourcen. Leben Lernen, Bd. 242. Klett-cotta, Stuttgart

Klappenbach-Lentz D (2024) Mediative Kommunikation: Mit Rogers, Rosenberg & Co. konfliktfähig für den Alltag werden. Springer, Berlin

Lemme M, Körner B (2024) Die Kraft der Präsenz: Systemische Autorität in Haltung und Handlung. Carl-Auer, Heidelberg

Magisttretti CM, Lindstrom B, Eriksson M (2019) Salutogenese kennen und verstehen: Konzept, Stellenwert, Forschung und praktische Anwendung. Hogrefe, Göttingen

Mittelmark MB et al (2021) The handbook of Salutogenesis. Springer, Berlin

Muffler E (2015) Kommunikation in der Psychoonkologie: Der hypnosystemische Ansatz. Carl-Auer, Heidelberg

Petzold TD, Lehmann N, Bahrs O et al (2011) Kommunikation mit Zukunft: Salutogenese und Resonanz. Verlag Gesunde Entwicklung, Bad Gandersheim

Rosenbaum T (2020) Was uns gesund hält: die Bausteine für ein salutogenes Leben. Business Village, Göttingen

Rosenberg MB (2016) Gewaltfreie Kommunikation: Eine Sprache des Lebens. Junfermann, Paderborn

Roth G (2023) Fühlen, Denken, Handeln: Wie das Gehirn unser Verhalten steuert. Suhrkamp, Berlin

Schirmer W, Steger T (2019) Psychologische Sicherheit in Organisationen: Grundlagen für vertrauensvolles Miteinander. Springer Gabler, Wiesbaden

Schmidt G (2019) Der Realitätenkellner: Hypnosystemisches Arbeiten in schwierigen Kontexten. Carl-Auer, Heidelberg

Schmidt G (2022) Symphonie verschiedener Therapie-Konzepte – hypnosystemische Synergie. Kontext 53(2). Vandenhoeck & Ruprecht, Göttingen. https://doi.org/10.13109/kont.2022.53.2.160. Zugegriffen: 27. Okt. 2025

Steinert S (2022) Hypnosystemische Kommunikation mit inneren Beratern: Mentale Techniken aus der Traditionelle Chinesischen Medizin. Carl-Auer, Heidelberg

Stöbel M (2022) Der kokreative dialog in Unternehmen: was salutogene Kommunikation bewirken kann (Systemisches management). Schäffer-Pöschel, Stuttgart

Storch M (2018) Das Geheimnis kluger Entscheidungen: Von Bauchgefühl und Körpersignalen. Piper, München

Trenkle B (2024) Die Löwen-geschichte: Hypnotisch-metaphorische Kommunikation und Selbsthypnosetraining. Carl-Auer, Heidelberg

Varga K (2021) Possible mechanisms of hypnosis from an interactional perspective. Brain sciences 11(7):903. MDPI, Basel. https://doi.org/10.3390/brainsci11070903. Zugegriffen: 27. Okt. 2025

Von Witzleben G (2024) Das triadische Prinzip: Minimalinvasive Psychologie mit Bauch, Herz und Kopf. Carl-Auer, Heidelberg

Zitzmann D (2025) Hypno-Systemische Konzepte: Ein Leitfaden für Veränderungen. BoD, Hamburg

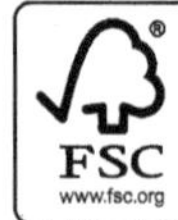

MIX
Papier aus verantwortungsvollen Quellen
Paper from responsible sources
FSC® C105338

If you have any concerns about our products,
you can contact us on
ProductSafety@springernature.com

In case Publisher is established outside the EU,
the EU authorized representative is:
**Springer Nature Customer Service Center GmbH
Europaplatz 3, 69115 Heidelberg, Germany**

Printed by Libri Plureos GmbH
in Hamburg, Germany